Je suis une nana EXTRAORDINAIRE !

(et j'assume)

Groupe Eyrolles
61, bd Saint-Germain
75240 Paris Cedex 05
www.editions-eyrolles.com

Dans la même collection

Je sexopositive !, Alexandra Hubin et Caroline Michel

J'me trouve un mec, un vrai !, Lady Montmartre

Mon prince charmant a déjà deux enfants,
Laure Farret et Jessica Hollender

Ronde et fière de l'être, Jeanne Samak

Dessins originaux : Catherine Pioli
Création de maquette : Studio Eyrolles
Mise en pages : Florian Hue

© Groupe Eyrolles, 2017
ISBN : 978-2-212-56509-6

Lady Montmartre

Je suis une nana EXTRAORDINAIRE !
(et j'assume)

Guide psycho-magique
pour apprendre
à s'aimer enfin !

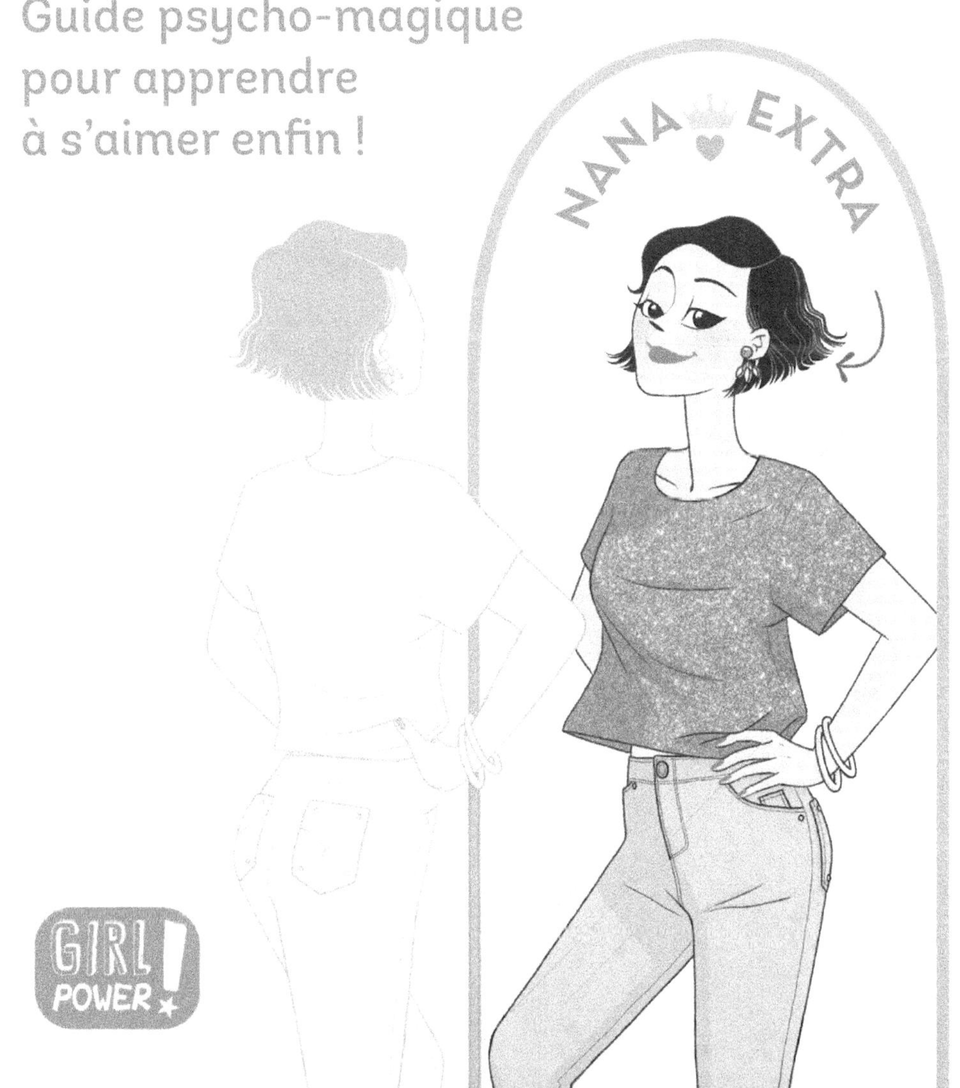

GIRL
POWER !

EYROLLES

Sommaire

Remerciements

Je remercie la vie dans ses bons moments mais aussi dans les coups durs, difficultés et changements de cap qu'elle a mis sur mon chemin. Chaque expérience m'a permis de devenir qui je suis aujourd'hui et d'accepter toutes les facettes de ma personnalité avec amour et bienveillance.

Je remercie ma famille, mes ami.e.s et plus généralement toutes les personnes qui sont passées dans ma vie, pour deux minutes, un mois ou plus longtemps et qui ont su imprimer en moi une phrase, un parfum, une prise de conscience. Chaque rencontre, aussi brève soit-elle, est là pour nous faire grandir. Je remercie ce et tous ceux qui m'entourent, visibles et invisibles.

Un grand merci à mes super éditrices Gwénaëlle Painvin, Sandrine Navarro et Manuella Guillot pour leurs conseils avisés et leur belle lumière.

Un immense merci à vous aussi, chères lectrices (et lecteurs curieux), je vous souhaite de tout mon cœur de vous connecter à cet amour inconditionnel et vous remercie tellement de me lire.

Et un clin d'œil à tous les lieux parisiens – et surtout montmartrois – où j'ai écrit ce livre :

- Mon appartement de la rue Francœur et Chez RROLL, dans la même rue, à Montmartre ;
- Le bar de l'hôtel W, à Opéra ;
- Chez Francis et le bar du Terrass Hôtel, rue Caulaincourt ;
- La bibliothèque Mazarine (dédicace toute particulière à Hervé !) ;
- Mon jardin partagé de la rue Montcalm ;
- La Cave Café et la Divette, rue Marcadet ;
- La Recyclerie, porte de Clignancourt.

Rejoignez-moi également sur mon blog www.ladymontmartre.com et ma page Facebook et Instagram Lady Montmartre !

Chères lectrices,

Je vous dédie ce livre et espère profondément qu'il vous aidera sur le magnifique chemin de l'Amour de soi.

Tout le monde parle de l'estime de soi comme donnée fondamentale, incluant l'image de soi, la confiance en soi et l'amour de soi. Pour ma part, je suis persuadée que la pierre angulaire, la notion la plus importante est l'amour de soi. C'est l'amour de soi qui inclut toutes les autres données. Lorsque vous vous aimez pleinement, tout devient possible. Vous vous regardez en acceptant toutes les parties de vous-même. Demandez à des inconnus : « Est-ce que vous vous estimez ? » Passé la première réaction du « Mais que me veut cette personne ? » et du « Pourquoi la question tombe sur moi ? », la plupart des réponses pencheront plutôt vers le « oui », les gens réfléchissant de manière rationnelle et factuelle aux choses qu'ils ont faites, réussies, au fait qu'ils sont de « bonnes » personnes, etc. Demandez-leur maintenant : « Est-ce que vous vous aimez ? » Et là, tout commence par un silence pesant et se termine par une tentative de réponse. Car l'amour de soi n'est justement pas rationnel, factuel ; c'est une énergie qui va chercher une plus grande partie de vous-même. Qui va contacter la déesse en vous. *Oh yeah baby, you are a goddess !*

Depuis notre plus tendre enfance, on nous a appris à être gentilles, à faire plaisir, à être polies, à ne pas trop se mettre en avant, à être comme-ci et pas comme ça et, au final, nous nous sommes adaptées tant bien que mal à ce que l'on attendait de nous.

Nous avons par ailleurs été habituées à ce que l'amour vienne de l'extérieur : ce sont nos parents qui nous aiment, nos amis, notre mec, notre nana, etc. Mais on ne nous apprend pas à nous aimer nous-mêmes, à comprendre que l'amour vient, en fait, d'abord de l'intérieur de nous.

Nous faisons partie d'une société pleine de dogmes qui nous a fait croire que le fait de s'aimer soi-même était complètement égocentrique...

Faites le test, si vous rencontrez une jeune femme, mince, belle et blonde (j'adore les clichés) et que celle-ci vous dit : « Moi, je m'aime profondément », il y a 99 % de chance qu'une pensée, même très fugace, passe par votre cerveau avec une pancarte géante : « Mais comment elle se la pète cette p***fe ! » Or, l'amour de soi est tout sauf égocentrique ! Plus vous vous aimez, plus vous êtes en mesure d'aimer l'autre et de le prendre tel qu'il est et non tel que vous aimeriez qu'il soit. Vous aimer vous-même, c'est rendre l'autre libre, c'est arrêter de (se) juger.

Mais le pire des formatages, au final, ce n'est pas celui qui vient de la société ou de votre éducation, c'est celui que vous décidez de conserver.

Celui qui engendre un phénomène de comparaison et qui vous fait vous sentir encore plus mal. C'est la double peine : « Ma copine Lucille a créé sa boîte à 27 ans, elle cartonne, j'en ai 30, j'ai un boulot de merde *(comparaison)*, je suis nullllleeeeeee *(jugement).* » Et c'est le moment précis où vous relevez *tous* vos défauts en omettant bien évidemment vos qualités. Vous terminez la soirée (et le paquet de Granola) en étant nulle, grosse, moche et débile…

C'est aussi ce formatage qui bride vos rêves en vous balançant cette voix intérieure que j'appelle la Radio Fréquence Loose : « Je n'en suis pas capable », « C'est impossible ». À noter que c'est encore la Radio Fréquence Loose qui vous envoie le « Il est trop bien pour moi… » ou de manière plus triviale, « J'ai un cul de poney ».

Et ce sont ces croyances pourries qui vous empêchent d'être pleinement vous-même, c'est-à-dire une nana exceptionnelle et extraordinaire !

Car oui, vous l'êtes !

Et dès que vous déciderez d'emprunter le chemin de l'amour de soi et que vous vous autoriserez à vous aimer pleinement, sincèrement, vous prendrez conscience que le monde est magnifique. Et dès lors, il n'y a plus de peur. Cela ne veut pas dire que vous n'aurez plus aucun coup dur, mais vous changerez votre perception et prendrez de ce fait davantage de recul. Vous attirerez à vous les opportunités et vous créerez la vie qui vous convient car au plus profond de vous-même, vous aurez intégré ce message merveilleux que vous pourrez crier haut et fort :

Je m'aime et je mérite le meilleur car je suis une nana extraordinaire !

Oui, vous avez le droit, que dis-je, le devoir, de vous aimer. Vous êtes unique. Alors aimez-vous et faites rayonner cet amour tout autour de vous. Ainsi, vous changez le monde.

Quand vous êtes en accord avec vous-même et que vous créez la vie qui vous convient, vous cessez de vous comparer. Vous prenez conscience que l'herbe est belle et verte dans votre jardin, plus besoin d'aller chez le voisin. Vous vous rendez compte que vous êtes quelqu'un d'unique et vous vous autorisez à rayonner. Car accepter de « briller », aimer votre vie ne fait pas de vous quelqu'un d'égocentrique ou d'égoïste. Au contraire, vous devenez un modèle pour les autres, vous contribuez à les faire grandir à leur tour et à apprendre ce qu'il y a de plus important : s'aimer soi-même pour mieux aimer les autres et tout ce qui vous entoure.

Alors maintenant, ce boycott de vous-même est terminé, levez-vous et devenez cette merveilleuse, fabuleuse et extraordinaire femme que vous êtes. Cette sublime déesse.

En avant, c'est parti, cheminons ensemble vers votre nouvelle vie. *May the Love Power be with you !*

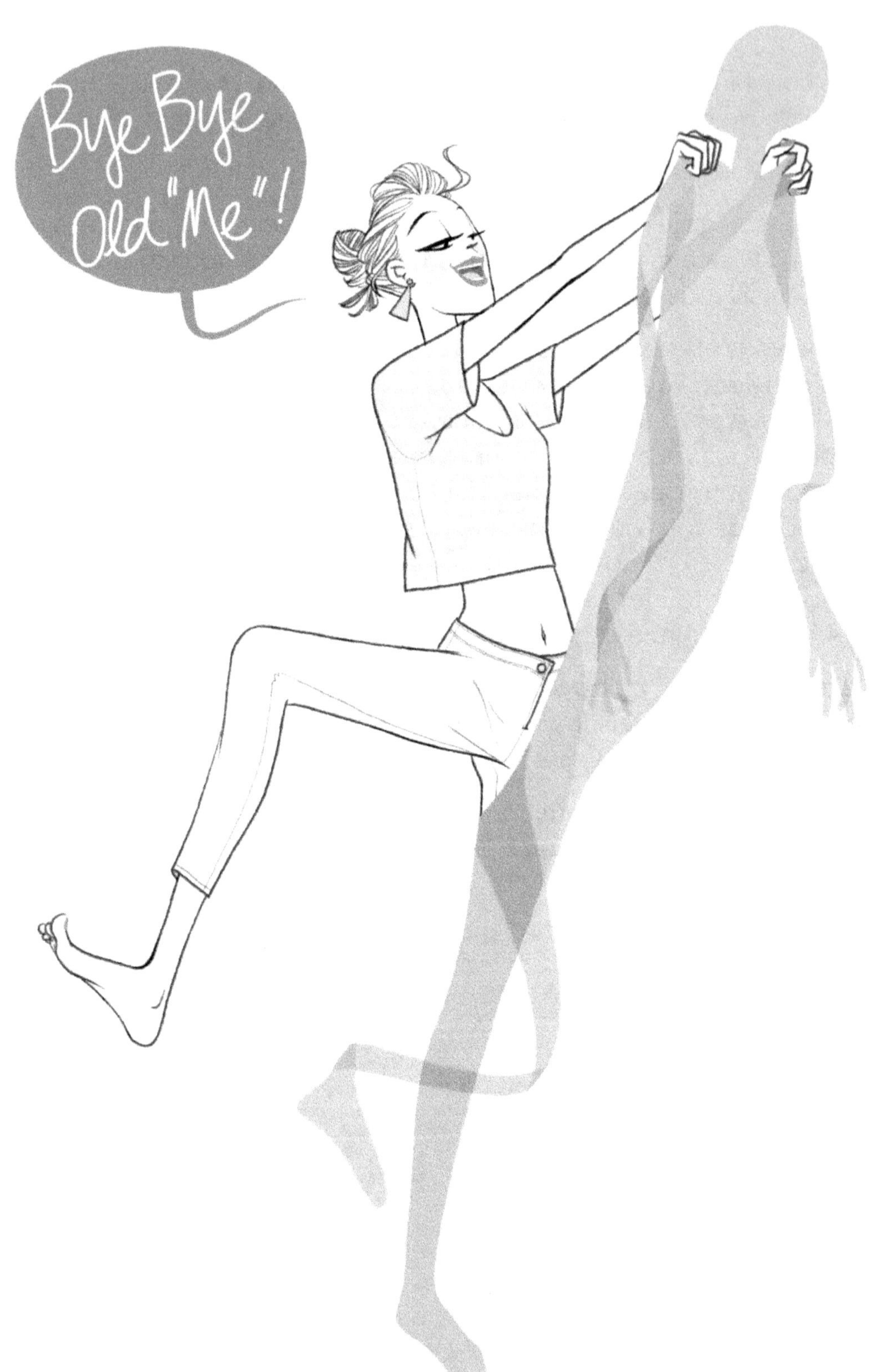

Bye Bye
Old "Me"!

Partie 1

Et toi, comment tu t'aimes ?

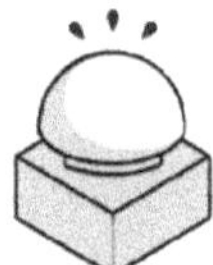

Je m'aime un peu, beaucoup, passionnément, à la folie, pas du tout ?

1. Votre boss vous adresse un reproche :

❋ Vous lui affirmez qu'il a tort.

◾ Première pensée « Oh la boulette, quelle cruche je suis ! », puis, après réflexion, « D'un autre côté, cela peut arriver à tout le monde, ce n'est pas si grave et je ferai mieux la prochaine fois », mais vous avez tout de même du mal à dormir la nuit suivante.

◆ Vous pensez immédiatement « Je suis nuuuuuuuuulle » et cette pensée va vous accompagner le restant de la semaine, week-end compris.

● Cela peut arriver à tout le monde, vous prenez les remarques constructives et serez plus pointilleuse la prochaine fois.

2. Vous êtes en charge de l'organisation de l'EVJF d'une de vos amies quand soudain, après que tout soit calé, une des participantes revient sur un élément du programme :

● OK pour changer mais vous n'avez pas le temps de revoir l'organisation. Vous décidez donc que celle qui s'oppose au programme propose autre chose et gère l'événement.

◆ « Elle a raison, je ne suis vraiment pas finaude. Elles vont toutes me trouver stupide. Comment je vais rattraper cela maintenant ? »

◾ « Je pensais que c'était une bonne idée mais elle a sûrement raison, je vais tout changer. »

❋ « Non mais je rêve ! Elle ne pouvait pas se manifester avant ! *No way*, je ne change rien ! »

3. Vous êtes dans une soirée. Un(e) inconnu(e) vient vous parler :

◆ Vous paniquez et ne savez pas quoi lui répondre.
▨ Le rouge vous monte aux joues, vos mains sont moites mais vous arrivez à dialoguer.
✳ « À quoi cette personne va-t-elle me servir ?... »
● « Chouette, une nouvelle tête ! » Vous engagez la conversation et appréciez l'échange.

4. Le meeting annuel de votre boîte a lieu dans dix jours. Votre boss vous demande de faire un speech à cette occasion :

● Vous êtes ravie de cette reconnaissance et faites-en sorte de donner le meilleur de vous-même.
▨ Vous stressez pendant dix jours mais préparez à fond votre intervention. « En apprenant par cœur, je devrais faire illusion. »
✳ « Encore heureux ! Je suis la meilleure à l'oral, je vais encore les clouer sur place. »
◆ Vous vous liquéfiez. Parler en public est l'un de vos pires cauchemars. Vous imaginez tous les scénarios catastrophes possibles.

5. Une amie vous demande de l'aide pour son déménagement. Vous devez être au trou du cul du monde samedi à 7 h du matin :

◆ Vous n'avez même pas besoin d'accepter puisque votre amie vous avait déjà comptabilisée d'office. Vous annulez tout ce que vous aviez prévu de faire ce jour-là pour l'aider.
▨ Vous y allez, mais à 9 h 30.
✳ « Même pas en rêve ! Les déménageurs, ça existe ! »
● Vous maintenez vos rendez-vous et loisirs de la journée et allez aider votre amie pendant un créneau qui vous convient.

6. Vous êtes au resto et commandez un plat. Le garçon arrive avec une assiette tiède dans laquelle il manque une partie des ingrédients.

- Vous renvoyez l'assiette et passez à autre chose.
- Vous faites une remarque mais gardez le plat tel quel.
- Vous ne dites rien.
- Vous faites un scandale et exigez un geste commercial.

7. Vous vous engueulez avec une amie. Comment réagissez-vous :

- « Quelle salope ! Après tout ce que j'ai fait pour elle ! Vraiment, je ne comprends pas ! »
- « Tout est de ma faute ! » Vous pleurez, vous vous en voulez et ne savez pas comment rattraper cela.
- « C'est de sa faute, qu'elle dégage. De toute façon, elle ne m'amusait plus ! »
- Vous vous isolez, vous vous calmez et reprenez les faits tranquillement. En quoi ce conflit vous a-t-il atteint ? Quel besoin cette anicroche a-t-elle fait surgir ? Au final, vous remerciez cet événement d'avoir fait son apparition pour vous faire évoluer plus en conscience.

8. Quelle phrase vous qualifie le mieux ?

- « J'ai l'impression d'être un imposteur, je ne me sens pas légitime, pas à la hauteur. »
- « J'ai quand même de la chance d'être qui je suis ! J'aime ma vie ! »
- « Faut pas se leurrer, je suis quand même nettement supérieure à la moyenne... »
- « C'est dingue d'être aussi changeante, un jour je suis au top, le lendemain je suis au bord du gouffre. »

9. Vous craquez sur un appartement. L'agence immobilière vous rappelle, il a été loué à quelqu'un d'autre :

◆ « Pfff ! C'est toujours sur moi que ça tombe, je n'ai vraiment pas de chance. Je ne trouverai jamais ! »
✳ « Il n'était pas assez bien pour moi en fin de compte. »
▪ « C'est que cela ne devait pas se faire. »
● « L'univers va m'aider, j'en trouverai un encore mieux ! »

10. Vous n'en pouvez plus de votre boulot :

▪ Vous refaites votre CV, mettez à jour votre profil sur les réseaux sociaux et saisissez la première opportunité.
● Vous prenez les choses en main et allez voir un coach pour trouver votre voie.
◆ « De toute façon, je ne trouverai rien de mieux, c'est la crise... »
✳ Il ne vous mérite pas, vous démissionnez !

11. Vous déjeunez avec des amies. L'une d'entre elles a apporté un gâteau et découpe des parts très inégales. Vous êtes la première à vous servir :

● Vous prenez la part qui vous plaît et passez le plat.
▪ Vous servez tout le monde et vous prenez celle qui reste.
◆ Vous prenez la plus petite part, la moins jolie.
✳ Vous la jouez stratège et servez tout le monde en gardant la meilleure part pour vous.

Un maximum de réponses ◆ : Je ne m'aime pas.

Houston, nous avons un problème ! L'amour de soi de cette charmante demoiselle s'est fait la malle ! *Help !* Chère amie, vous avez le droit, que dis-je, le devoir, de vous aimer pleinement ! Traitez-vous comme si vous étiez votre meilleure amie. Soyez bienveillante avec vous-même et dès à présent, commencez à prendre conscience des pensées que vous entretenez sur vous. Achetez un cahier et notez-y toutes les fois où vous avez des pensées négatives envers vous, ne serait-ce qu'un micro-instant. Vos pensées vont façonner votre vie, plus vous allez vous dire que vous n'êtes pas capable de faire ceci ou cela ou que vous êtes nulle, plus l'univers vous enverra des situations encore plus pourries pour que vous puissiez vous conforter dans le schéma du « Je ne suis pas valable ». S'il vous plaît, commencez par bien vous traiter. Regardez-vous dans le miroir et souriez-vous. Forcez-vous à mettre cette jolie robe et dites-vous que vous êtes belle. Répétez-vous des phrases positives ! COMPLIMENTEZ-VOUS ! Faites le test pendant quelques secondes, puis quelques minutes, puis quelques heures, puis quelques jours, puis toute votre vie. Vous pouvez changer ! Vous êtes une déesse, ne l'oubliez pas !

Un maximum de réponses ▪ : Je m'aime un peu.

Votre base est un peu fragile mais vous tenez le bon bout. Vous vous aimez au fond, mais vous chancelez parfois quand vous vous sentez jugée, pas sûre de vous. Vous êtes à deux doigts du Graal et vous allez l'atteindre. Nous allons juste muscler un peu tout cela. Mon conseil : pendant une journée entière, faites comme si vous étiez la fille la plus chanceuse du monde. Dès le matin au réveil, pensez et croyez profondément « Je vais passer une journée extraordinaire, j'ai tellement de chance ! » tout en vous étirant (évitez les lendemains de cuite…). Normalement cela va déjà vous faire sourire. Puis mettez des fringues dans lesquelles vous vous sentez belle et à l'aise, et partez d'un pas décidé tout en vous répétant « J'ai tellement de chance, il m'arrive des choses formidables ! » Et pendant cette journée, faites ce que vous voulez mais *faites-vous plaisir !* Vous allez voir que, petit à petit, vous vous sentirez de mieux en mieux et prendrez conscience que *oui*, vous avez une vie extraordinaire car vous êtes vous-même, une personne magnifique et digne de son amour-propre, plein et entier. En acceptant votre fragilité, la douleur disparaît, la douceur apparaît. Alors aimez-vous entièrement, autant dans les bons que dans les mauvais moments.

Un maximum de réponses ● : Je m'aime (tout court).

You've got the power ! Bravo ! Vous êtes une nana extraordinaire et vous le savez. Vous avez conscience de vos belles qualités et de vos jolis défauts et êtes en paix avec cela. Vous avez appris à vous aimer pleinement et à prendre soin de vos besoins, de vos envies. Vous dégagez cette belle lumière qui vous fait rayonner et vous permet d'attirer des gens aimants et bienveillants dans votre univers. Comme la perception que vous avez de vous-même est positive, vous voyez le monde de la même manière. Votre rapport aux autres est sain et vous ne cherchez plus à savoir pendant des heures si ce que vous avez dit est bien ou pas, si telle personne va vous juger ou pas. Vous vous aimez et êtes sûre de vous juste comme il faut. Prochaine étape : rayonnez encore plus pour aider les gens à apprendre à s'aimer eux aussi. Montrez-leur que le monde est bien plus beau que ce qu'ils croient.

Un maximum de réponses ✳ : *I love me, myself and I* (et éventuellement mon chien mais c'est tout).

Attention chère amie, ne confondez pas amour de soi et *ego* surdimensionné. S'aimer est la base de tout, cependant, vous êtes en société et dans celle-ci, il y a ce qu'on appelle les autres. Oui vous savez, ceux qui, d'après vos croyances, ne sont là que pour vous servir et vous dire que vous êtes fabuleuse. Prendre soin de ses besoins, c'est très bien, mais parfois mettre un peu d'eau dans son vin (pas trop, sinon c'est dégueulasse), c'est pas mal non plus. Aussi, intéressez-vous à cet être en face de vous qui a l'air si différent et pourtant si semblable. Réappropriez-vous cette capacité à communiquer en toute authenticité, sans attendre forcément une approbation ou un service de la part des autres.

Chapitre 1

Les 4 freins à l'amour de soi

La peur d'être égocentrique : si je m'aime, je vais devenir hautaine

C'est la peur typique à laquelle nous sommes confrontées dans le cadre de l'amour de soi. On s'imagine à tort que, pour être aimée, il faut être gentille, se suradapter aux gens et dire « oui » à tout. C'est tout l'héritage de notre tradition judéo-chrétienne. Nous avons été élevées, en Occident, dans le culte de la culpabilité (alors que les messages de Jésus étaient essentiellement des messages d'amour et de liberté...) car il est plus simple de gouverner des êtres apeurés que des êtres libres (église *versus* gouvernement et journal télévisé... Même combat).

Une anecdote : dans les années 80, une rencontre a été organisée entre le Dalaï-Lama et Francisco Varela (biologiste et phénoménologue). Furent conviés des scientifiques de tous horizons (dont des psys), l'un des chercheurs a demandé à Sa Sainteté comment se positionnaient les moines bouddhistes par rapport au déficit d'estime de soi (grand fléau en Occident)... Le Dalaï-Lama a mis un temps fou à comprendre la question du simple fait que la notion d'estime de soi n'existe pas en tibétain. Ce mot est intraduisible chez eux, et aucun bouddhiste ne souffre par conséquent de ce trouble... Quelle idée de ne pas aimer son être ?

Par ailleurs, ce qui vient très rapidement à l'idée lorsque nous parlons d'amour de soi, c'est l'égocentrisme. Beaucoup d'entre nous vont se dire « Mais si je m'aime, on va me prendre pour quelqu'un qui se la pète ou imbue de sa personne », car vous avez été mise dans la case de la « gentille ». Et la gentille, elle doit être douce et bienveillante avec tout le monde. « Sois sage pour faire plaisir à papa », « sois gentille avec le fils de la voisine », « aie des bonnes notes sinon tu seras punie », « fais-lui plaisir » et on peut aller jusqu'à se dire : « Sois gentille, couche avec lui sinon il va être déçu »... Vous devez donc aimer la Terre entière et pensez, à tort, que pour véritablement aimer et aider autrui, il faut faire preuve d'abnégation. Car si je m'aime vraiment et que je prends soin de mes besoins avant de prendre soin de ceux des autres, ne vais-je pas devenir la pire des enfoirées ? Eh bien non, Simone, bien au contraire. En fait, tu vas juste te réveiller d'un long cauchemar et t'apercevoir que ta vie peut-être tellement plus simple. Car plus tu vas t'aimer, plus tu vas rayonner, et plus tu pourras aider la Terre entière par ta simple présence. Tu vas juste te reconnecter à ton être intérieur, à ton âme, pour savoir ce qui est bon pour toi. Car à force de prendre soin de Pierre, Paul et Jacques, tu avais complètement oublié qui tu étais vraiment. Une belle âme en somme, ou devrais-je dire, une belle âme en sommeil, prête à s'élever vers sa destinée.

Beau programme me direz-vous, mais comment faire pour arriver à cela ? Vous découvrirez cela dans la deuxième partie.

La peur d'être différente et de trahir son clan : si je m'aime, je vais changer et on ne va plus m'aimer

En fait, c'est la peur de devenir qui l'on est vraiment, car au fond nous ne nous connaissons pas. Nous restons dans les cadres prédéfinis, dans les identifications que notre famille, nos amis ont eues et ont encore de nous. Une famille est un système, et pour que le système se maintienne, il faut de l'ordre, un cadre sinon nous avons peur que le système explose. C'est pourquoi, de manière totalement inconsciente, vos parents vous ont mis dans une case (je le répète, ce n'est pas de la faute des parents – ça, c'était la phrase pour détendre ma mère. Respire maman, tout va bien –, ils ont fait comme ils pouvaient avec leur cadre de référence).

Vous serez la manuelle, l'intello, la maladroite, la gentille, la sûre d'elle, la flemmarde, etc. Dans votre tête d'enfant, vous vous dites : « Si je suis comme mes parents disent *(par exemple l'intello brillante)*, je leur fais plaisir, donc ils vont m'aimer. » Vous grandissez avec cette image, puis elle s'intègre en vous jusqu'à ce que vous soyez persuadée que cette image, c'est vous et que vous n'êtes rien d'autre que cette image.

Et c'est pareil avec tous les autres « systèmes », vos amis, votre entreprise, vos potes de Pilates… Chaque personne vous identifie comme étant comme ceci ou comme cela. Or vous n'êtes pas que ces identifications. Vous êtes tout ce que vous voulez être. Ne laissez pas les autres vous étiqueter et apposer leurs croyances sur vous.

Le chemin commence par-là, par lâcher toutes ces fausses croyances qui plombent votre véritable identité. Car au fond de vous, vous êtes une parcelle du divin, vous êtes une déesse. Parfaite et lumineuse.

Vous savez très bien ce qui est bon pour vous mais peut-être que les croyances que vous avez faites vôtres pendant toutes ces années vous empêchent de voir cela. Une de mes clientes (car dans l'autre partie de ma vie, je suis coach spécialisée en reconversion et créatrice de la méthode « Rêvez, osez, foncez : 3 mois pour trouver sa voie ! ») voulait au fond d'elle-même être artiste mais elle se l'empêchait car elle avait toujours entendu dire d'elle qu'elle était la plus intelligente de la fratrie, la seule qui allait faire de longues études. Un de ses frères était le manuel, l'autre, le rebelle. Elle ne s'était jamais autorisée à aller vers des métiers manuels et artistiques par loyauté inconsciente. Aussi, après un travail sur ses croyances, elle a pu réintégrer cette partie d'elle-même et s'est reconvertie… Elle est désormais peintre et art-thérapeute et, surtout, bien plus heureuse et épanouie qu'avant.

Se définir, c'est se limiter ! Vous pouvez être tout à la fois car vous êtes déjà intérieurement tout à la fois !

La peur de briller et de réussir : qui suis-je pour briller ? Je n'ai aucun talent

La troisième peur qui bloque le chemin de l'amour de soi est cette peur de briller. Pour s'aimer, on croit que nous devons être plus ceci, moins cela. Nous nous aimerons vraiment quand nous aurons 5 kg de moins, quand nous aurons plus de sous, quand nous réussirons cet entretien, quand nous serons en couple. Nous croyons que pour s'aimer, il faut être parfaite. Or, c'est en acceptant notre authenticité, notre fragilité que nous allons toucher cet état de grâce, ce moment où nous nous aimons profondément et entièrement. C'est ça briller. Briller n'a rien à voir avec la réussite financière et matérielle, c'est être bien avec soi-même, heureuse et dans l'amour de soi. Car lorsque vous atteignez cet état, vous êtes lumineuse et rayonnante et aidez par votre simple présence les autres à faire de même. Commencez par apprendre à vous aimer à chaque instant et à stopper net chaque jugement que vous émettez à votre encontre. Vous n'êtes pas au top en ce moment ? Et bien cela arrive à tout le monde ! Nous avons des émotions, nous avons un corps qui a besoin de repos et qui est soumis à la pollution, aux rythmes effrénés de nos sociétés modernes et tout simplement aux astres et notamment aux cycles lunaires. Notre corps est constitué de près de 60 % d'eau, quand vous voyez ce que fait la lune sur les marées, imaginez ce que cela donne dans notre corps !

N.B. : dans la symbolique, la Lune représente le principe féminin (le Soleil, le masculin). La Lune agit sur les marées, les plantes, l'humeur (elle peut rendre irritable – à noter que l'on dit bien de quelqu'un qu'il est « lunatique » ou qu'il est « mal luné » – et empêcher de dormir lors de certaines phases de pleine Lune) et elle dépend d'un cycle :

Nouvelle lune – Cycle croissant – Pleine lune – Cycle décroissant – Nouvelle Lune

Ce qui rappelle d'ailleurs le cycle féminin :

Règles – Phase folliculaire – Ovulation – Phase Lutéale – Règles

Ce n'est pas pour rien que les Amérindiens appelaient les règles, les lunes. Nous sommes très connectées à l'univers. Aussi, dès que vous commencez à vous dénigrer car vous ne faites rien pendant quelques heures ou jours, dites-vous : « J'ai le droit de me reposer. J'ai le droit de ne rien faire. » À la place de vous dire que vous êtes grosse en vous regardant dans le miroir, caresser ce corps avec tendresse et remerciez-le de vous soutenir chaque jour.

Briller, c'est être complètement alignée avec qui vous êtes, c'est être en phase et s'accepter entièrement. Briller ne veut pas dire être plus intelligente, meilleure ou en compétition avec les autres, c'est au contraire se voir telles que nous sommes et nous autoriser à développer notre potentiel dans sa globalité. Lorsque vous contactez cette partie lumineuse en vous, vous vous connectez au divin et laissez tout ce flux, toute cette énergie s'écouler en vous et à travers vous. N'ayez pas peur de briller, grâce à ce premier pas, vous rayonnerez et éclairerez ensuite les autres, c'est votre nature profonde, et c'est comme cela que vous serez véritablement utile aux autres... en étant juste vous-même, en faisant les choses qui vous font vibrer, pas les choses que l'on attend de vous.

La peur du retour de bâton : si je m'aime et que je vais trop bien, cela va m'attirer les foudres

Nous voilà dans une peur assez forte dans nos contrées puisque nous avons grandi avec cette notion de culpabilité. Si je ne me conduis pas bien (mais bien par rapport à qui ? à quoi ?), je risque d'être punie, ou en des termes plus moyenâgeux, d'aller en enfer.

En France, cette culpabilité est mixée avec le fameux « Pour vivre heureux, vivons cachés » tirés de la fable du *Grillon* de Jean-Pierre Claris de Florian. Si tu te la pètes, gare à ne pas te retrouver à poil dans les pâquerettes. Car à trop fanfaronner, vous risquez d'éveiller les critiques, les jalousies, les mauvais sorts.

Je suis d'accord, en partie. S'aimer ne veut pas dire se la péter et se sentir supérieure aux autres, mais il y a une différence entre aimer sa vie, le dire, faire en sorte d'inspirer les gens à faire de même, et se la péter en montrant par tous les stratagèmes que vous êtes meilleure que les autres. Aussi soyez rassurée sur ce point, vous avez le droit d'être bien et positive sans vous attirer un revers malencontreux. Mais une chose importante : gardez à l'esprit que ce sont vos pensées et croyances qui façonnent votre réalité, vos expériences. Aussi, si vous êtes persuadée que vous risquez de tout perdre si vous vous aimez et réussissez, il y a de fortes (mal)chances que cela arrive.

Petite parenthèse et non des moindres, nous pouvons aussi porter les mémoires de nos ancêtres, des loyautés inconscientes, si vous sentez que c'est le cas, allez voir un thérapeute spécialisé en transgénérationnel, que ce soit en constellation familiale, psychogénéalogie, libération des mémoires cellulaires, etc. La transmission transgénérationnelle est une transmission familiale sur plusieurs générations parfois très lointaines – arrière-arrière-arrière-grands-parents. Ça ne sert à rien de vous trimballer les valises de la grand-tante Paulette.

Mon conseil de lecture

– *Aie, mes aïeux !* d'Anne Ancelin-Schützenberger (Desclée de Brouwer, 2007). C'est un livre très complet sur les thérapies transgénérationnelles et la psychogénéalogie mais qui reste accessible à tous. Il traite notamment du poids des dates anniversaires et des loyautés inconscientes que l'on porte. Très intéressant à lire, en revanche, il est important d'approfondir et de travailler sur soi pour ne pas rester dans le syndrome du « Ce n'est pas de ma faute, c'est à cause de mes aïeux… »
– Je vous conseille aussi *Les 5 blessures qui empêchent d'être soi-même* de Lise Bourbeau (Pocket, 2013) que tout le monde devrait avoir dans sa bibliothèque. C'est un ouvrage petit en taille mais très grand dans son apport à la connaissance de soi.

Pour clore sur la peur du retour de bâton, je ne rajouterais qu'une chose : pour l'expérimenter au quotidien, plus vous vous aimez, plus vous faites l'expérience des synchronicités, des cadeaux du ciel. C'est un cercle vertueux sans fin. C'est ça pour moi l'abondance. S'apercevoir que nous ne manquons de rien et que le flux est continu tant que nous ne le bloquons pas. Et si justement cette abondance s'arrête, c'est qu'une partie de vous se bloque et il n'y a pas de jugement à porter. Cela vous donne simplement l'occasion de prendre conscience de ce qu'il reste à « travailler », du petit grain de sable ou du gros morceau qu'il reste à regarder en face pour vivre de plus en plus en « conscience ».

Chapitre 2

Pourquoi ne s'aime-t-on pas ?

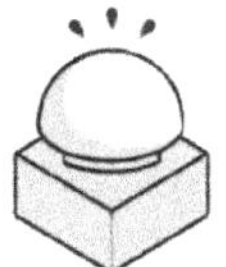 Êtes-vous bienveillante avec vous-même ?

1. Vous êtes embauchée dans une super boîte :

- Vous fêtez cela mais dites à tout le monde : « J'ai surtout eu de la chance, je suis embauchée mais maintenant je vais devoir faire mes preuves. »
- Vous ne célébrez pas l'événement car le stress vous assaille : « Je n'y arriverai jamais ! »
- Vous fêtez cela, vous vous félicitez vraiment et vous autorisez à profiter de l'instant présent.

2. Vous avez beaucoup de choses à faire mais êtes très fatiguée :

- Vous enchaînez jusqu'à ce que la corde lâche.
- Vous faites des siestes et vous autorisez à prendre un peu de repos.
- Vous continuez ce que vous avez à faire tout en modulant quelque temps de pause.

3. On vous fait des compliments :

- Vous êtes très gênée mais souriez poliment.
- Vous les acceptez et remerciez votre interlocuteur. Ne pas accepter un compliment, c'est refuser à l'autre de vous faire un cadeau.
- Vous baissez les yeux, ne dites rien ou demandez que votre interlocuteur s'arrête.

4. Vous ratez une affaire :

◆ « Je ferai mieux la prochaine fois, je m'aime quand même » ou « C'est que cela ne devait pas se faire ».
■ Vous vous flagellez pendant quelques heures puis réussissez à passer à autre chose.
● « Je suis vraiment trop nulle ! » Vous rejouez la scène pendant deux jours.

5. Vous vous prenez un gros râteau :

■ « Dommage pour lui, il ne sait vraiment pas ce qu'il rate ! »
● « Je ne suis pas assez bien pour lui. De toute façon personne ne m'aiiiimeeeeee ! »
◆ « Ce n'était pas le bon, le prochain sera topissime car je suis une nana extraordinaire. »

6. Vous avez pris du poids :

◆ « Je m'aime, je m'aime, je m'aime. En revanche, je me demande pourquoi j'ai pris du poids et si je le souhaite, je fais en sorte de redessiner ma silhouette. »
■ « Foutu pour foutu, ce soir, c'est pâtes au gorgonzola et Häagen-Dazs vanille/noix de macadamia (avec un peu de chance, Bradley Cooper viendra sonner à ma porte). »
● « J'ai un cul de poney, on dirait vraiment un gros tas. »

7. Vous avez une baisse de moral :

■ Vitamine C, guarana, Bion 3 junior/adulte/senior, Magne B6, B12, B52, vous vous blindez de vitamines et vous lancez sur un nouveau gros dossier au boulot. Au moins, vous penserez à autre chose…
◆ Vous dormez, vous marchez, vous vous faites masser, vous vous co-coonez, vous écrivez et vous acceptez tout simplement cette baisse de régime qui arrive à tout le monde.
● « Je suis nulle, instable, ma vie est pourrie, je suis vraiment minable, je n'arrive à rien… »

Un maximum de réponses ◆ : *I am what I am* **et c'est génial !**

C'est le moment de danser comme une folle dans votre salon en écoutant à fond Gloria Gaynor… *I am what I aaaaaaaammmmm !* Bravo, chère amie, vous avez réussi à atteindre le stade de la bienveillance envers vous-même. Car c'est fabuleux d'être bienveillant envers la Terre entière, mais si on ne l'est pas avec soi-même cela ne sert à rien. Vous avez bien intégré le fait que plus vous prenez soin de vous, de vos besoins, plus vous pouvez aider les autres (par votre présence, votre joie de vivre, votre rayonnement…). Le lâcher-prise n'est plus qu'un mot glissé dans un livre de développement personnel, vous le vivez à chaque instant tout en remerciant la vie de toutes ces leçons qu'elle met sur votre chemin. Alors continuez ainsi, croquez la vie à pleines dents, écoutez-vous, laissez-vous guider par la magie (« l'âme agit ») de la vie et par les (belles) rencontres que vous ferez.

Votre mission : transmettez cette belle énergie autour de vous.

Un maximum de réponses ▓ : Encore un petit effort Simone !

Vous y êtes presque, mais il manque encore un ingrédient essentiel de la bienveillance envers soi : l'écoute de vous-même, de vos ressentis, de vos besoins. Car si vous ne vous tenez pas de discours négatifs envers vous-même, il n'en demeure pas moins que vous avez la fâcheuse tendance à ne pas vraiment vous écouter. Vous vous transformez en guerrière pour mener à bien tous vos projets pro, en machine pour faire taire vos émotions, en amazone, parfois, face à la gent masculine. Or même si ces stratagèmes ont l'air de fonctionner, sachez qu'au bout d'un moment, la coupe est pleine, la cocotte-minute explose et la semoule du couscous colle, ce qui n'est pas le but recherché ! Et moi, je n'ai pas du tout envie de vous voir dépérir comme un grain de semoule sans ses pois chiches et ses raisins secs. Je vous veux complète. Alors dès à présent autorisez-vous à faire un grand tri dans ce qui est véritablement important pour vous et ce qui ne l'est pas. Apprenez à répondre favorablement à vos besoins plutôt que de tirer sur une corde déjà plus que tendue. Si vous êtes épuisée, mieux vaut vous accorder une sieste même au boulot plutôt qu'enchaîner comme une dératée. Vous serez bien plus productive et surtout mieux dans vos pompes.

Votre mission : traquez les « Il faut/je dois ». Quand vous avez quelque chose à faire, posez-vous les questions suivantes :

- Est-ce que j'en ai envie ?
- Est-ce que j'en ai besoin ?
- Est-ce que cela me fait plaisir ?
- Est-ce que la face du monde va changer si je ne le fais pas ?
- Ai-je le droit de ne pas le faire ?

Puis remplacez-les par « J'ai besoin de », « J'ai envie de ».

Par exemple : « Il faut que j'aille à cette soirée. » Mais vous n'en avez pas envie, vous n'en avez pas besoin, cela ne vous fait pas plaisir et ne changera pas la face du monde et *oui*, vous avez le droit de ne pas y aller. En revanche, vous avez besoin de prendre soin de vous et envie de dîner avec un ami... Et bien faites donc ! Vous apprendrez au passage à dire non. Pour reprendre l'exemple ci-dessus, vous serez peut-être tentée d'aller quand même à la soirée pour ne pas faire de peine (c'est ce que vous croyez) à la personne qui vous a invitée. Il vous suffit de lui dire les choses et vous n'avez même pas besoin de vous justifier. « Je ne pourrai pas venir à cette soirée car j'ai un impondérable *(prendre soin de vous est un impondérable)* »... Personne ne vous en tiendra rigueur. Il n'y a que vous qui vous gâchez la vie avec ces injonctions.

Un maximum de réponses ● : Attention Huguette, iceberg droit devant !

Ouille, ouille, ouille, alors comment vous dire... Eh bien, nous allons tout reprendre depuis le début. Vous ne faites preuve d'aucune bienveillance envers vous-même, pire, ce n'est que du dénigrement qui sort de votre bouche. Comment voulez-vous rendre votre vie joyeuse et lumineuse si vous passez votre temps à vous boycotter ? Imaginez que vous avez un petit enfant à vos côtés, est-ce que vous le traiteriez de la manière dont vous

vous traitez ? Lui diriez-vous à longueur de journée qu'il est nul, pas assez intelligent, médiocre… ? Non (enfin, j'espère). Personne ne pourra mieux vous aimer que vous-même, c'est un leurre d'attendre qu'une personne arrive comme par magie en claironnant toutes les répliques que vous attendez depuis toujours. La seule personne qui peut le faire c'est vous-même. Alors faites-le.

Plus vous vous harcelez moralement (car c'est ce que vous faites), plus vous rendez votre vie difficile. Car il y aura toujours quelque chose qui ne va pas, un obstacle sur le chemin, un événement extérieur pas très folichon ou tout simplement des impôts à payer. Vous ne pouvez pas changer les choses qui sont extérieures à vous mais vous pouvez changer la perception que vous en avez. Et pour que cette perception change, commencez par changer le discours néfaste que vous vous tenez. Ce discours est dur pour vous mais il est aussi difficile pour votre entourage qui en a ras-le-bol d'entendre quelqu'un qui se plaint à longueur de journée. Vous n'êtes pas une victime, vous n'avez pas moins de chance que les autres, le monde n'est pas contre vous. Vous êtes parfaite telle que vous êtes alors maintenant *stop* !

Votre mission : pendant au moins trois jours de suite, dès que vous commencez à vous dénigrer, dites « stop » et trouvez une phrase positive et bienveillante à la place. Et recommencez cet exercice tant que vous n'avez pas réussi à tenir au moins trois jours de suite. Vous noterez ensuite les changements que cela a engendrés.

La faute à « pas de chance »… mais aussi un peu la mienne

Je ne vais pas rentrer dans les schémas du « C'est la faute de la mère ou du père », « C'est la faute d'untel ou d'untel ». Même s'il est vrai que l'on part avec un handicap et qu'il est plus difficile de s'aimer lorsque nous n'avons pas été aimées par notre père et/ou mère, il est trop facile de rejeter la faute sur l'autre et de ne rien faire pour changer. Vous n'êtes pas responsable du fait de ne pas avoir été aimée par vos parents, en revanche, vous êtes responsable de l'amour que *vous décidez* de vous porter *aujourd'hui*. Vous êtes la seule responsable de votre bonheur et personne ne pourra vous l'apporter.

Cependant, ce qui est certain, c'est que nous avons tous un lourd héritage lié à l'éducation – dans laquelle j'intègre l'école/collège/lycée – que l'on a reçue. On nous a appris qu'il fallait être gentille, faire plaisir, ne pas se mettre en avant, et ne pas parler de ses réussites (en tout cas en France où le fait de réussir engendre son lot de calomnies, à l'inverse des États-Unis par exemple où plus vous réussissez, plus vous êtes adulée). On nous a conditionnées à être dans la compétition à l'école, à ne pas copier sur les autres, à rentrer dans des cases. On nous a fait croire qu'un métier manuel était fait pour les gens stupides ou que pour être intelligente, il fallait être bonne en maths. Petit à petit, nous sommes entrées dans le moule, plus ou moins facilement, plus ou moins rapidement. Et plus notre corps, notre esprit se façonnait à ce moule, plus notre âme, notre voix intérieure criait. Mais cela faisant trop mal, nous avons décidé de la faire taire totalement, oubliant nos rêves, oubliant ce qui faisait notre essence, oubliant que nous sommes uniques. Nous nous sommes travesties et nous avons oublié de nous aimer profondément. Nous nous sommes aimées si nous avions ceci ou cela, nous nous sommes aimées dans la réussite, nous nous sommes aimées quand nous avions de bonnes notes, nous nous sommes aimées dans les bons moments, nous nous sommes aimées lorsque nous avions 100 *likes* sur Facebook. Enfin... Nous avons cru que nous nous aimions... mais nous ne nous aimions pas. Aimer une partie de quelque chose, ce n'est pas l'aimer pleinement. Vous ne pouvez pas vous aimer à moitié. Vous vous aimez totalement ou pas du tout. Et je peux vous assurer qu'en matière d'amour de soi, il n'y a jamais de « trop » s'aimer.

« Et tu aimeras ton prochain comme toi-même. » En d'autres termes, tu aimeras l'autre de la manière dont tu t'aimes toi. Si vous ne vous aimez pas, vous ne pouvez pas aimer votre prochain. S'aimer pleinement, c'est faire la paix avec soi-même, et par essence, avec l'autre. En faisant rayonner l'amour, c'est la paix que vous faites grandir. La paix en vous devient la paix dans le monde car le monde, la réalité, la matière n'est qu'une représentation de ce que vous pensez, de ce que vous vivez intérieurement.

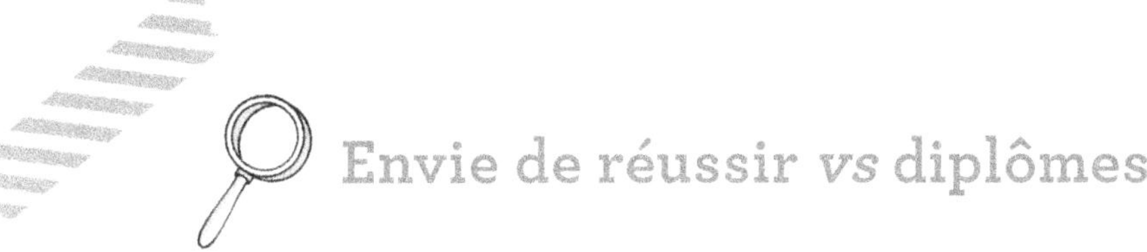

Envie de réussir *vs* diplômes

Aux États-Unis, comme dans d'autres pays, vous êtes, par exemple, plus facilement jugée sur votre capacité de travail et votre envie de réussir plutôt que sur vos diplômes. Si vous voulez y arriver, libre à vous de vous en donner les moyens. Personne ne vous dénigrera car vous n'avez pas fait d'études supérieures. Tout cela vient notamment de nos méthodes d'apprentissage. Dans les pays anglo-saxons, ils laissent libre cours au sport, à l'art, aux travaux manuels, à la musique, à la créativité, à l'intuition, à l'esprit d'entreprendre tandis qu'en France, nous restons cantonnés (même si heureusement, petit à petit les choses commencent à bouger) aux matières dites classiques sans autoriser les élèves à faire preuve d'imagination, à montrer leurs différences, à s'entraider, à devenir des créateurs, sans leur parler des différents métiers et sans leur donner confiance en leur potentiel, quel qu'il soit. Heureusement, on voit éclore de plus en plus d'écoles alternatives, libres et indépendantes en France... Il y a bien évidemment les écoles Montessori, des écoles créées par des parents comme Bihotza au Pays basque (mais il y en a une multitude d'autres), l'école dynamique à Paris qui reprend la méthode de la Sudbury Valley School où les enfants sont auteurs et responsables de leur propre éducation, au sein d'un collectif d'âges mélangés, de 3 à 19 ans... Passionnant et inspirant ! Vous pouvez aussi voir de nombreuses vidéos liées à l'éducation nouvelle sur le site d'Ashoka (www.ashoka.org).

.../...

Il est temps que l'on révolutionne l'apprentissage et l'éducation pour que les enfants puissent aller à leur propre rythme et sortent du lavage de cerveau complètement archaïque que nous propose une frange de l'éducation nationale.

Alors, OUI à la méditation à l'école, aux travaux manuels, à l'art, aux jeux, à la collaboration et aux salles de classe dans lesquelles les enfants peuvent bouger et changer la configuration du mobilier pour ne pas se retrouver assis face à un prof pendant les 15 ou 20 prochaines années…

Tout ça pour nous apprendre à rester bien sagement assise derrière un ordi dans un open space froid…

Pour prendre un exemple trivial sur vos pensées : vous vous réveillez un matin de mauvaise humeur, vous filez dans la cuisine pour vous faire un café, vous en renversez la moitié. Vous pensez aussitôt : « Je vais passer une journée de merde » et, effectivement, toute votre journée sera à l'image de votre expérience matinale. Pourquoi ? Prophétie autoréalisatrice ! Vos pensées, vos émotions créent un champ électromagnétique autour de vous. Les pensées sont électriques. (Le neurone capte l'information et conduit le message nerveux sous la forme d'un signal électrique jusqu'à un neurone voisin. C'est l'influx nerveux.) En bref, quand nous pensons, nous engendrons du courant électrique, quand nous parlons, nous engendrons du courant, quand nous dansons comme une folle sur le *dancefloor*, nous engendrons du courant et quand nous dormons et rêvons aussi. Quant aux émotions, elles sont magnétiques : tout moment de vie, toute pensée, toute expérience provoquent une émotion en nous. Quand vous déménagez ou changez de boulot, vous allez avoir une réaction émotionnelle. L'émotion est complètement personnelle car tout dépend de la perception que vous aurez d'un événement. Par exemple, vous décidez de démissionner d'un bon poste sans rien derrière et vous êtes heureuse de ce choix car vous voulez changer de vie : votre émotion est positive. En revanche, l'émotion de votre entourage pourra être négative (angoisse, colère, anxiété, peur, etc.) car ils auront peur pour vous. (Le tout étant de ne pas « prendre » l'émotion des autres, donc de fixer vos limites dès le début pour clore tout débat.)

Notre corps traduit immédiatement la réaction émotionnelle et l'engramme dans notre corps si nous ne l'avons pas exprimée. C'est d'ailleurs pour cela que lorsque l'on bloque sans cesse nos émotions, les petits bobos ou la maladie arrivent. Plein le dos de votre boulot ? Mal aux lombaires. Les épaules voûtées ? Vous portez le poids de qui ? Oreilles bouchées ? Qu'est-ce que vous ne voulez plus entendre ? Le corps engendre une maladie pour que nous écoutions le message que cela nous dit. Maladie = le « mal a dit » ou du « mal à dire ».

Mon conseil de lecture

Je vous conseille à ce titre l'excellent livre de Jacques Martel, *Le Grand Dictionnaire des malaises et des maladies* (Quintessence, 2007). Pour ma part, ce livre (que dis-je ? Cette bible !) me suit depuis des années. Dès que j'ai un petit bobo ou que je me ruine la cheville en tentant vainement de faire plus d'un mois de footing, je me rue sur le bouquin et lis la symbolique de cela. C'est toujours hallucinant de vérité et cela aide à prendre conscience des choses à changer. Le corps ne ment jamais !

L'émotion est un mouvement d'énergie qui engendre des tensions et des rigidités, ou de la détente et de la fluidité. Par ailleurs, notre état émotionnel est ressenti par l'extérieur et inversement. Vous entrez dans une pièce, il y a beaucoup de monde mais vous allez être attirée par tel ou tel individu. En fait, vous êtes attirée, ou à l'inverse repoussée, par le champ vibratoire de la personne. Notre corps émet les vibrations de notre état émotionnel, et notre environnement le perçoit. Ces vibrations agissent comme un champ magnétique qui attire les circonstances et les événements que nous vivons. Donc nos pensées (électriques) et nos émotions (magnétiques) vont créer autour de nous ce champ électromagnétique.

Ce champ va attirer, par loi de résonance, tout ce qui vibre à la même fréquence que vous (on dit bien « être sur la même longueur d'onde » lorsque l'on s'entend bien avec une personne). C'est pourquoi une personne plutôt conflictuelle n'attirera à elle que des situations du même type. À l'inverse, vous devez connaître autour de vous quelqu'un qui donne l'impression de tout réussir, pour qui tout a l'air simple. C'est que cette personne croit en sa bonne étoile. Elle devient ainsi plus audacieuse car elle sait au fond d'elle que les miracles existent. « Tout est possible à celui qui croit ! » Sachez aussi que nos états émotionnels et nos pensées influent sur tout notre environnement, c'est-à-dire notre entourage bien sûr, mais aussi les plantes, l'eau, notre nourriture, notre ADN et… les appareils électroniques.

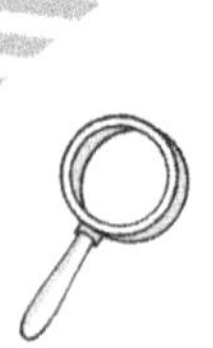

Moi… et le monde physique

Masaro Emoto, auteur japonais qui a travaillé sur les effets de la pensée et des émotions sur l'eau, a réalisé plusieurs expériences dont celle de soumettre l'eau à diverses influences avant de la congeler. Il l'a soumise à différents styles de musique, des images, des mots écrits, des pensées de l'expérimentateur ou d'un groupe. Et il s'est aperçu que la forme des cristaux changeait en fonction des pensées que les émetteurs avaient eues. Les pensées Amour et Merci offraient les plus belles formes.
En France, le Prix Nobel de médecine Luc Montagnier a repris les travaux controversés de Jacques Benveniste sur la mémoire de l'eau. « L'eau qui a été en contact avec certaines substances conserve une empreinte de certaines propriétés de celles-ci alors même qu'elles ne s'y trouvent statistiquement plus. »[1] L'eau a une mémoire.
Pour la nourriture, les plantes et tout ce qui nous entoure, c'est la même chose, des pensées d'amour et de gratitude améliorent leur structure. De même que pour notre ADN. L'institut HeartMath a démontré l'influence

---

1 Source : Wikipédia.

des états émotionnels sur la forme de la molécule d'ADN. De l'ADN humain a été enfermé dans un tube à essai et confié à un expérimentateur à qui l'on a demandé de se focaliser sur une intention. L'expérience a été reproduite 28 fois avec 28 expérimentateurs différents. Les résultats montrent que la forme de l'ADN change en fonction des états émotionnels de l'expérimentateur. Quand l'expérimentateur rayonne gratitude, amour et estime, l'ADN se relâche et s'allonge. Quand il reçoit une atmosphère de colère, frustration, stress, l'ADN se resserre et se raccourcit. Et pour aller encore plus loin est né en 1998 à l'université de Princeton, aux États-Unis, le Projet de Conscience globale (*Global Consciousness Project*) pour étudier la relation entre la conscience humaine et le monde physique. Des Générateurs de Nombres Aléatoires (GNA) ont été placés sur 65 sites à travers le monde rassemblant en continu des informations. Ces appareils synchronisés produisent 200 tirages aléatoires de nombres par seconde en mode binaire (soit un 1, soit un 0) et produisent au bout d'un certain temps systématiquement le même résultat de 50 % pour chaque nombre. Or, quand il se passe une catastrophe (des attentats par exemple) ou des événements rassemblant un grand nombre de personnes en méditation ou en action de paix, les données des GNA changent radicalement (cela commence même quelques heures avant l'événement comme si nos consciences pressentaient ce qui allait arriver). Nous sommes tous interconnectés, et nos pensées et celles des autres influent sur tout le reste, notre corps, notre environnement, la planète. Aime-toi et tu changeras le monde. À noter que l'organe qui dégage le plus d'énergie est le cœur (et non le cerveau) et que le champ électromagnétique produit par le cœur peut être détecté jusqu'à 3 mètres au-delà du corps.

Par ailleurs, donnée non négligeable, le processus de décisions se fait au niveau… du cœur !

Nous étions persuadés que nos décisions se prenaient de manière tout à fait raisonnée dans notre beau cerveau. Et bien non ! Avant le moment même où nous croyons prendre une décision, une partie de nous l'a en fait déjà prise. Et cette partie, c'est le cœur, ou plus exactement les cellules myocardiques. Vertigineux. Un stimulus part du cœur, se dirige vers notre cerveau et lui donne l'ordre de prendre telle ou telle décision.

…/…

Cela engendre une réaction musculaire, nous prenons alors conscience du processus et avons, ainsi, l'impression de décider… Il n'en est rien ! D'où nos erreurs d'appréciation. Car notre cœur, comme notre être dans son ensemble, interagit avec l'environnement dans lequel il se trouve. Si vous êtes totalement détendue, dans un endroit apaisant, vos pensées seront beaucoup moins agitées, votre champ de perception sera beaucoup plus vaste, vous aurez donc accès à des informations directement venues de votre intuition et vos prises de décisions seront donc facilitées. À l'inverse, lorsque vous êtes stressée, votre cœur se met en branle et va envoyer des signaux répondant à cet état. Un cercle vicieux est en marche et vos idées ne sont plus très claires. Ainsi, pour prendre de bonnes décisions, mettez du cœur à l'ouvrage et *respirez !* Si vous avez la chance de pouvoir vous promener dans une forêt, allez-y. Si ce n'est pas le cas, vous pouvez vous détendre, fermer les yeux et l'imaginer. Respirez lentement et calmez votre esprit. Votre cœur, serein, vous enverra les bons signaux.

Vous pouvez aussi faire des exercices de cohérence cardiaque (voir plus loin, p. 116).

Mes 3 nouveaux mantras

Je me « dé-concentre » : plus je me concentre sur un phénomène, plus il grossit

Cela fonctionne de la même manière avec les problèmes et avec les opportunités. Alors autant vous concentrer sur la seconde catégorie. Si vous vous focalisez sur votre manque d'argent par exemple, vous allez continuer à tirer le diable par la queue pour au moins deux raisons.

La première est physique. Vous concentrer sur ces problèmes va accroître votre taux de cortisol (l'hormone du stress). Cette hormone va activer votre amygdale cérébrale (le centre des émotions) et bloquer le néocortex (centre du traitement de l'information) et l'hippocampe (centre de l'apprentissage). Votre intellect passe en mode *off* et il ne reste plus que la peur. Peur qui bloque tout, vous empêche de trouver des solutions et d'agir. À la place, vous paniquez, vous n'agissez plus, vous réagissez. Par ailleurs, quel est l'inverse de la peur ? C'est l'amour. Pour sortir de cette peur, traversez l'émotion pour atteindre l'amour, ce lieu où vous êtes en sécurité partout, tout le temps. Vous trouverez un chapitre dédié un peu plus loin. Vous pouvez aussi méditer, respirer, aller voir un sophrologue ou tout simplement faire du sport ce qui va activer les endorphines, hormones qui viennent diminuer le stress et produire des effets bénéfiques contre l'angoisse, l'anxiété et la dépression. (En gros, quand tu n'as pas de pognon, fais un marathon !) La seconde raison est énergétique. Plus vous pensez à votre manque d'argent (ou de mec ou à vos conflits avec votre collaboratrice ou au coup tordu que tata Huguette vous a fait, etc.), plus la vie va vous envoyer de quoi continuer à alimenter vos pensées. Et plus votre manque d'argent va devenir important. Pour l'amour de soi, c'est pareil. Plus vous allez vous traiter avec amour, bienveillance et respect, plus votre vie sera simple et paisible. Là où il y a de l'amour, il n'y a pas de conflit possible.

La spirale de la loose

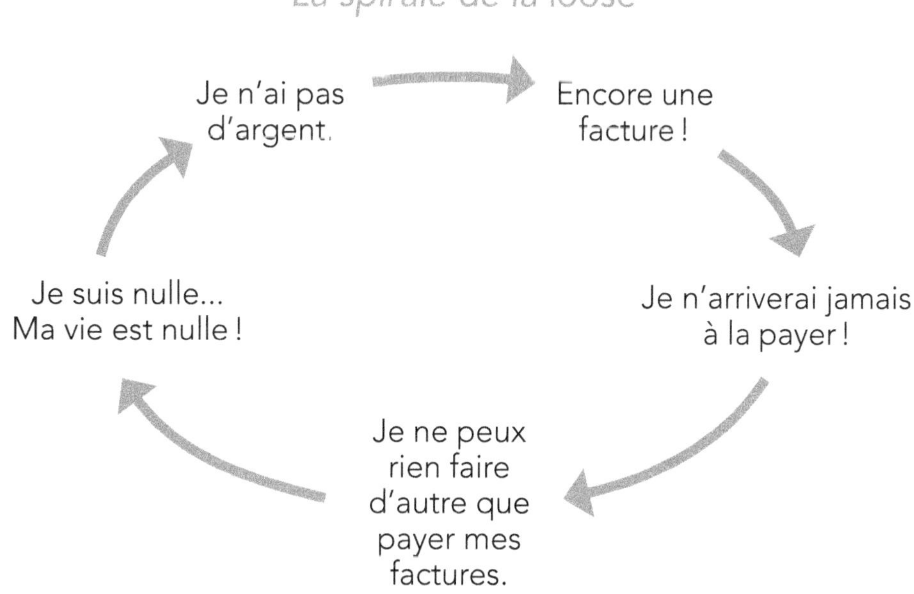

La spirale magique :
« Qu'est-ce que je veux ?! »

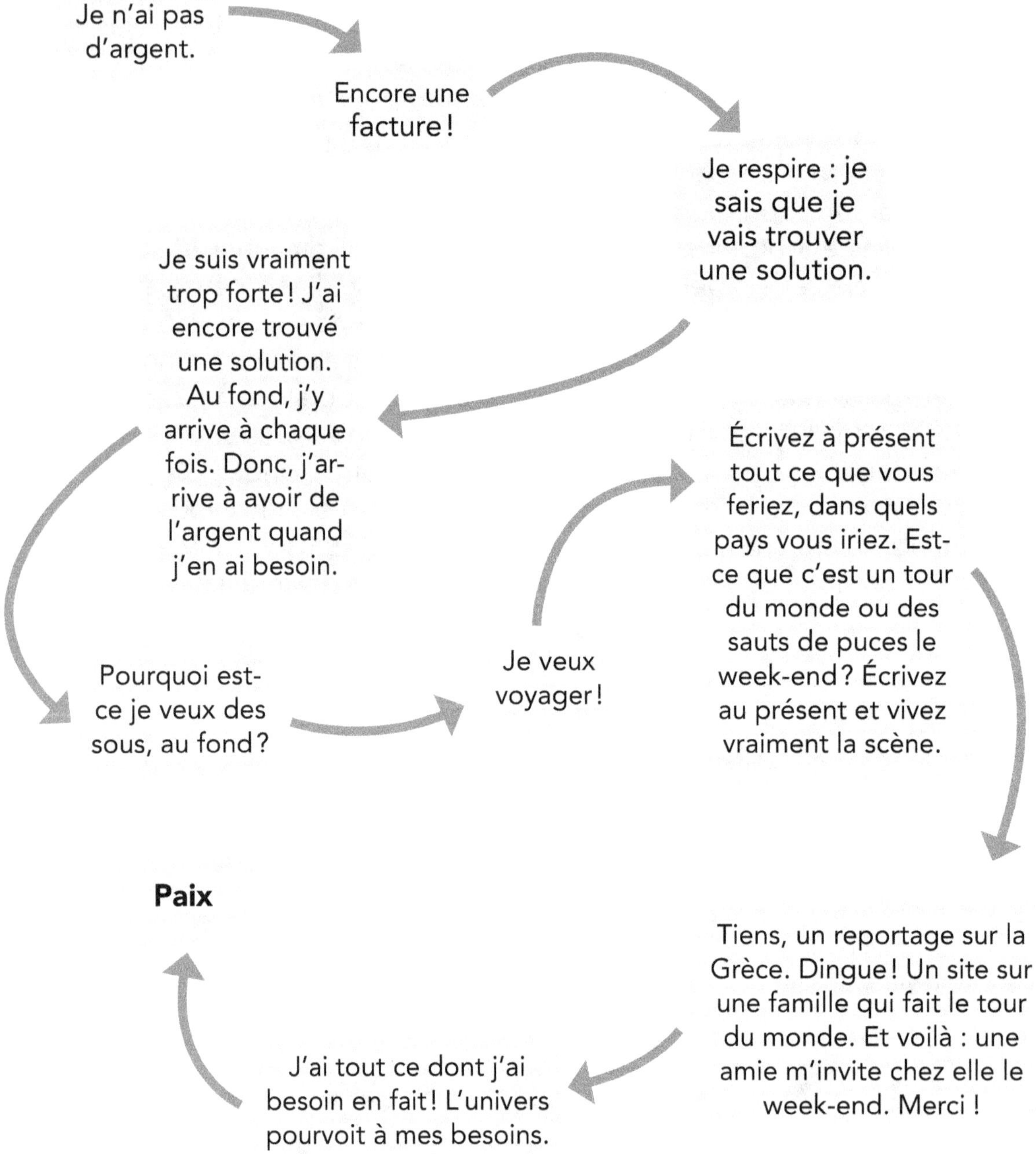

Je n'ai pas d'argent.

Encore une facture !

Je respire : je sais que je vais trouver une solution.

Je suis vraiment trop forte ! J'ai encore trouvé une solution. Au fond, j'y arrive à chaque fois. Donc, j'arrive à avoir de l'argent quand j'en ai besoin.

Écrivez à présent tout ce que vous feriez, dans quels pays vous iriez. Est-ce que c'est un tour du monde ou des sauts de puces le week-end ? Écrivez au présent et vivez vraiment la scène.

Pourquoi est-ce je veux des sous, au fond ?

Je veux voyager !

Paix

Tiens, un reportage sur la Grèce. Dingue ! Un site sur une famille qui fait le tour du monde. Et voilà : une amie m'invite chez elle le week-end. Merci !

J'ai tout ce dont j'ai besoin en fait ! L'univers pourvoit à mes besoins.

Pour changer votre manière de voir les choses, vous pouvez faire ce petit exercice : à la place de noter vos dépenses, notez chaque jour les rentrées, les cadeaux de la vie, aussi minimes soient-ils. Je vous assure que vous allez en trouver plein !

Par exemple :

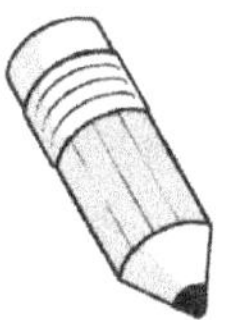

Jeudi 31 mars :

- Ticket de métro non payé car le tourniquet ne marchait pas : 1,40 € (ce sont les petites gouttes qui font les grandes rivières)
- Café offert par une amie : 2,50 €
- Contemplation dans un parc au soleil : ça n'a pas de prix mais vous pouvez ajouter la somme que vous voulez : 90 € (car cela vous a économisé une séance chez le psy. La vitamine D que vous obtenez grâce aux rayons du soleil prévient de la dépression saisonnière)
- Invitation gratuite à un vernissage : 40 € (vous avez bu deux coupes)
- Etc., etc.

Total : 133,90 € !

Vous pouvez faire le total chaque jour et je vous assure que, petit à petit, vous vous apercevrez que la vie vous fait tellement de cadeaux que vous serez pleine de gratitude et plus vous serez pleine de gratitude, plus la vie vous aidera.

Être heureuse et s'aimer ne sont pas à mettre en corrélation avec l'argent. Vous pouvez vous aimer avec un compte en banque vide et, à l'inverse, ne pas être au top de l'amour de vous-même en étant pourtant proprio d'une maison ou chef d'une entreprise prospère.

Je me focalise sur ce que je veux plutôt que sur l'inverse

Un des meilleurs exemples est la chute : vous êtes en train de skier et vous vous approchez dangereusement de deux sapins. Si vous vous dites ne serait-ce qu'un instant « Je vais me les prendre », vous pouvez être sûre que vous allez foncer dedans. L'alternative est donc de se concentrer sur ce que vous voulez, ici l'interstice à côté des sapins, pour que votre cerveau ait le temps de changer la trajectoire.

Mère Teresa refusait de manifester ou de faire quoi que ce soit contre la guerre mais acceptait toujours d'œuvrer pour la paix. Vous pensez peut-être que ce n'est qu'une histoire de sémantique ? Pas du tout ! Car là où vous mettez votre énergie, là où votre cerveau se focalise, tout cela grossit et se manifeste dans votre réalité. Œuvrer pour la paix, c'est faire rayonner la paix. Œuvrer contre la guerre, c'est muscler cette énergie de la guerre car vous engendrez déjà un conflit en vous-même, vous apportez une énergie de combat. Ce qui fera grossir encore plus cette énergie de l'ombre. Vous créez le monde à chaque instant, la réalité est toujours à l'image de ce que vous pensez, de ce en quoi vous mettez votre intention et votre attention.

Lorsque vous vous jugez et tenez des propos rabaissants à votre encontre ou lorsque vous ne cessez de parler de (ou de penser à) tous vos problèmes, vous n'allez faire qu'en engendrer davantage. Aussi, apprenez à toujours changer votre angle de vue. Car lorsque vous focalisez votre attention sur quelque chose, vous allez créer une image mentale et une émotion associée ce qui va engendrer une information dense dans la matière, en d'autres termes la *matérialisation* de ce que vous pensez.

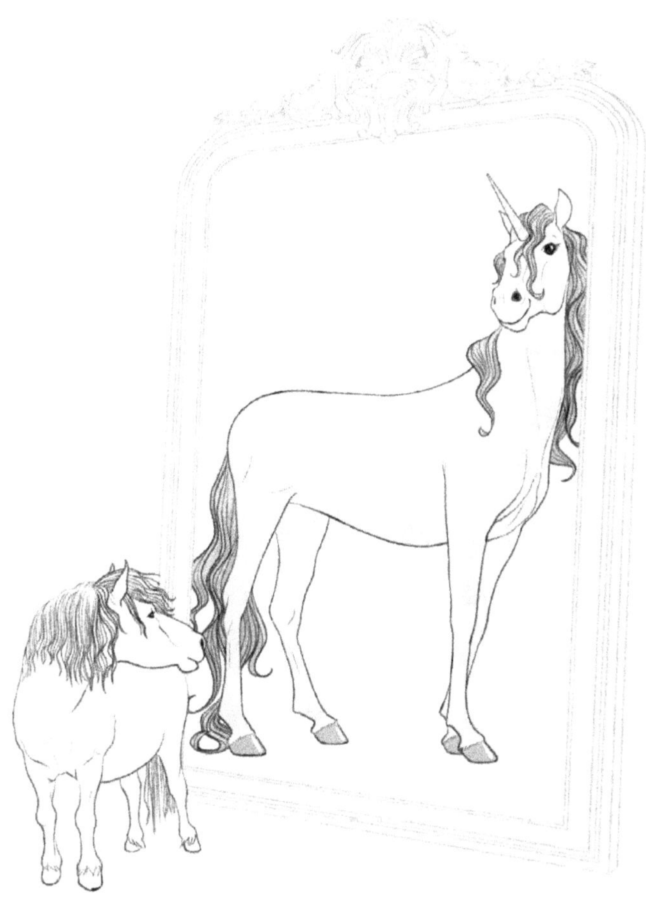

De la même manière, à force de vous dire que vous n'êtes pas exceptionnelle, que vous vous trouvez nulle, pas aimée, pas aimable, vous continuez à alimenter tout un flux de négativité à votre encontre. Peut-être pensez-vous que c'est totalement artificiel ? Et bien tentez l'expérience pendant une semaine entière. Chaque jour, regardez-vous dans la glace et lancez un magnifique : « Je m'aime ! Je suis une nana extraordinaire ! J'ai la chance incommensurable d'être en vie ! J'attire à moi une multitude d'opportunités et j'en suis pleine de gratitude ! Merci pour tout ce que je suis. Je suis parfaite telle que je suis car c'est ainsi que j'ai été créée. » Si vous n'arrivez pas à le dire, notez-le, accrochez-le sur le miroir de votre salle de bains et lisez-le souvent, après avoir pris une bonne respiration profonde. Ce n'est pas de l'égocentrisme, c'est le plus beau cadeau que vous pouvez vous offrir et offrir au monde autour de vous. Plus vous allez vous aimer, plus vous allez faire rayonner cette énergie d'amour, plus les gens autour de vous pourront en bénéficier.

Autorisez-vous à vous aimer dès maintenant ! Si vous ne le faites pas pour vous, faites-le au moins pour le monde qui vous entoure !

Je contrôle mes pensées !

Tout est une question de pensées. Sous l'angle de la physique quantique, nous faisons tous (êtres humains, plantes, planètes…) partie d'un immense champ énergétique. Chaque atome de notre corps physique est un tourbillon d'énergies qui vibrent. La matière et l'énergie sont tellement entremêlées qu'elles forment une seule et même chose. C'est ce que nous a démontré Einstein avec son équation $E = MC^2$ (l'énergie est égale à la masse multipliée par la vitesse de la lumière au carré). L'univers est un tout. Il n'y a pas de séparation, de vide, entre les objets physiques, les êtres vivants, les planètes ; nous sommes reliés, interconnectés, baignés dans un même champ. Nous sommes tous de la lumière !

Prenez conscience que les pensées que vous émettez sont elles aussi composées d'énergie. Nous envoyons à chaque instant une quantité d'informations à l'univers et attirons ainsi ce qui est en résonance avec nos pensées.

« Nous sommes ce que nous pensons. Tout ce que nous sommes résulte de nos pensées. Et avec nos pensées, nous bâtissons notre monde. »

Bouddha

Pour savoir quelles sont vos pensées, il vous suffit de regarder comment est votre vie là, maintenant, tout de suite.

Est-ce que tout va bien dans votre vie ? Êtes-vous en couple avec une personne qui vous aime ? Avez-vous un travail qui vous plaît ? Êtes-vous heureuse ? Vous aimez-vous profondément ? La vie vous offre-t-elle chaque jour des cadeaux, des surprises ? Vivez-vous dans un endroit qui vous plaît ? Souriez-vous chaque jour ? Tout est possible à celui qui croit et qui pense de manière positive. Il est toujours possible de changer sa perception des événements. Entraînez-vous et, petit à petit, vous deviendrez une hyper optimiste. Lorsque vous faites un pas vers l'amour de vous-même, vers la réalisation de vos rêves, vers votre plein épanouissement, vous êtes aidée de mille manières. C'est comme si l'univers tout entier vous envoyait ses émissaires pour que vous arriviez à bon port.

En fait, seul le premier pas est « difficile », car c'est aller vers l'inconnu et décider de s'aimer assez pour croire en soi. Ce premier pas effectué, les portes s'ouvrent. Je ne dis pas qu'il n'y a pas d'embûches ou de moments de doutes, mais lorsque ceux-ci surviennent, vous êtes davantage en conscience et ne tombez pas dans la victimisation. Vous ne vous dites plus « Qu'ai-je fait pour mériter cela ? Pourquoi cela me tombe dessus ? », mais plutôt « OK, voici une épreuve, j'ai quelque chose à apprendre sur moi. Merci et merci de m'aider à en puiser tout l'enseignement ».

Nous sommes sur Terre pour évoluer et aimer. Alors aimons tout ce qui nous entoure et aimons-nous profondément. Nous faisons tous partie d'un même champ d'énergie, nous sommes tous UN.

Par ailleurs, sachez que le cerveau ne fait pas la différence entre quelque chose qui est pensé intensément et la réalité. Si vous pensez très fort à votre rêve, en visualisant la scène, en ressentant chaque élément de celle-ci (les sons, les couleurs, les sensations...), les mêmes connexions neuronales, les mêmes décharges d'hormones vont se faire comme si vous viviez la scène réellement ! Il suffit de vouloir quelque chose pour que cela arrive, c'est le fameux adage du « Quand on veut, on peut ». Mais la volonté seule ne suffit pas, il faut que vous en ayez véritablement l'intention et que vous vous mettiez à l'action. C'est pourquoi si vous dites juste « Je veux m'aimer », cela ne fonctionnera pas. Cela ne fonctionnera pas non plus avec les numéros du Loto® (ni avec Bradley Cooper, j'ai déjà tenté). En revanche, si vous visualisez puissamment comment vous serez dès que vous vous aimerez, alors là, vous commencez à toucher à l'intention profonde. Vous vous imaginez *comme si* vous y étiez déjà et votre cerveau, lui, croit que vous êtes déjà réellement comme cela.

La volonté est coincée dans le mental, l'intention, elle fait vibrer votre cœur, elle a du sens pour vous. Une intention est une flèche lancée à l'univers. La pensée crée une idée, qui crée à son tour une vibration, qui engendre une action et d'où découle un résultat. Pour changer le résultat (la réalité), changez donc vos pensées et devenez la meilleure version de vous-même.

Si vous vous aimiez de manière inconditionnelle, que feriez-vous ? Vous cacheriez-vous dans des vêtements trop amples ? Non. Vous répéteriez-vous inlassablement que vous êtes nulle et pas à la hauteur ? Non. Vous laisseriez-vous dicter votre conduite ? Non. Alors dès maintenant, reprenez votre plein pouvoir. Vous êtes une déesse et une déesse a conscience d'elle-même et de sa puissance.

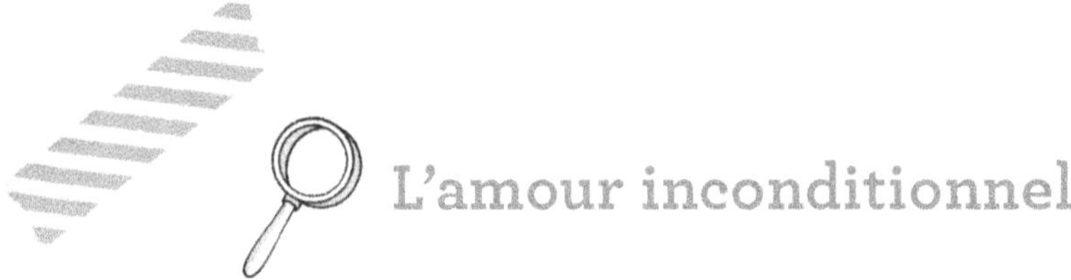

L'amour inconditionnel

Nombreuses sont les nanas qui pensent véritablement s'aimer or, à y regarder de plus près, il est facile de s'apercevoir qu'elles ne s'aiment que de manière conditionnelle, c'est-à-dire comme son nom l'indique, sous certaines conditions. « Je m'aime si j'ai assez d'argent, si ce que je fais est socialement reconnu, si j'ai un mec, si je suis dans un bon *mood*, si je suis drôle, si je suis mince, si, si, si ! »

Et comment cela se passe-t-il si vous ne remplissez pas toutes ces conditions ? Vous vous dénigrez. Or vous êtes la personne la plus à même de vous apporter le bonheur et l'amour tant espérés. Aimez-vous de manière inconditionnelle, tombez amoureuse de vous-même ! S'aimer inconditionnellement, c'est s'aimer même quand on est dans une période difficile, c'est s'aimer en jogging avec une sale tête. C'est continuer à s'aimer même en cas de revers de la vie. C'est cesser d'être son propre juge et commencer à se faire du bien, à se cocooner, à se féliciter, à se célébrer. Oui se célébrer, car vous êtes une femme, vous êtes une déesse, alors acceptez cet état. Plus vous allez avancer droite, fière et en étant pleine d'amour, de douceur et de bienveillance envers vous-même, plus vous ferez rayonner cette puissance féminine, cette énergie qui va rendre le monde meilleur. Car lorsque vous changez à l'intérieur de vous, le monde autour de vous change également. Vous ne rencontrerez plus de conflits (ou s'ils se présentent, ce sera pour vous aider à évoluer davantage) puisque vous serez en paix.

Alors aimez-vous entièrement, aimez-vous comme vous aimeriez un nouveau-né que l'on mettrait dans vos bras. Devenez les meilleurs parents pour vous-même, devenez la femme de votre vie, devenez votre meilleure amie, devenez votre propre muse, devenez qui vous êtes profondément : une femme puissante et fragile en même temps. Une femme déesse. Une femme qui change le monde.

Vous êtes une nana extraordinaire. Vous êtes une super héroïne !

Le petit clin d'œil : quand j'ai terminé d'écrire ce chapitre, je suis partie de chez moi vers 11 h 30 fermant la porte mais... laissant les clés sur la serrure, à l'intérieur, bien évidemment.

Le gardien n'arrivant que vers 16 h, j'avais deux solutions : me flageller/appeler un serrurier/louper le déjeuner que j'avais prévu, ou respirer/m'amuser de cette synchronicité/aller à mon déjeuner et advienne que pourra. J'ai pris la deuxième solution et j'ai passé un bon moment. Arrivée chez moi à 16 h, je récupérais le double de mes clés chez le gardien mais, comme mon trousseau était encore sur la serrure, impossible d'ouvrir. J'appelais le serrurier... et un voisin plutôt beau gosse avec qui je voulais faire plus ample connaissance (autant lier l'utile à l'agréable). Le serrurier répondit plus vite et vint arranger mes affaires en me facturant 110 euros. Le voisin m'offrit un verre un peu plus tard ce jour-là et un autre ami répondit à mon message sur Facebook pour me conseiller d'appeler mon assurance, ce que je fis. L'assurance me confirma qu'ils allaient me rembourser l'intégralité de la somme. Pour finir, en quittant mon voisin de quartier, je me suis retrouvée nez à nez avec une amie et nous avons passé la soirée ensemble. Très sympa.

Comme quoi, tout est une question de perception. Je me suis couchée ce soir-là en remerciant cette journée parfaite (rencontre du voisin sympa, tuyau de mon ami quant à l'assurance, bonne soirée avec une copine, etc.) qui n'aurait jamais eu lieu sans cette *a priori* fâcheuse histoire de clés... Quoi qu'il arrive, voyez-le toujours comme un cadeau.

On fait péter son plus beau stylo à paillettes et on relie les nombres...

1   8 2   2   4 2 1

   7 1 & 9 3   3

                  3 & 4

  6 4   5

2

           1   5 6 7

   5

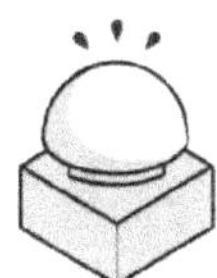

Voyez-vous le verre à moitié plein ou à moitié vide ?

1. Vous invitez votre nouveau mec à dîner. Vous faites les courses 24 heures à l'avance et préparez la popotte, ou plutôt de quoi faire tenir un régiment, tout l'après-midi. Il vous plante 3 heures avant :

- ■ « Techniquement, j'ai de la bouffe pour cinq. Je vais inviter des potes. »
- ◆ « Le con ! J'avais tout préparé ! Je vais encore me retrouver célib'. »
- ● « Ça devait se faire comme ça ! » Aucun problème, vous vous posez pour savoir ce dont vous avez envie à la place.

2. Vous vous faites licencier de votre boulot. Boulot qui ne vous plaît pas vraiment mais qui vous permet de subvenir à vos besoins :

- ■ « J'ai Pôle Emploi pendant deux ans au pire. Je vais me reposer quelques jours et je commencerai à postuler. »
- ◆ « Qu'est-ce que je vais devenirrrrrr ? »
- ● « Yallaaaaah !! Mazel toooov !! Alléluia !! Libérée, délivréeeeeeeee, je n'y mettrai plus jamais les pie-é-éds... »

3. Votre première pensée le matin au réveil :

- ● « Oh, encore une merveilleuse journée pleine de surprises ! »
- ■ Bouche pâteuse et yeux gorgés de sommeil, vous pensez « café » puis « Qu'est-ce que j'ai à faire aujourd'hui ? »
- ◆ « J'veux pas y aller, laissez-moi sous la couette quelques minutes (heures) de plus. »

4. Vous traversez une période de gros blues :

◆ « À quoi ça sert de vivre ? C'est trop dur. »
▧ Vous allez vous faire aider.
● « C'est dur, mais je sais que c'est pour du mieux derrière » dites-vous en pleurant.

5. Votre boss vous convoque à 17 h :

▧ « Ça ne sert à rien de se projeter. On verra bien. »
◆ « Je vais me faire virer. Ou alors il va me filer un dossier pourri. Ah non, il n'a pas aimé la prés' que je lui ai rendue ? »
● « Qui c'est qui va avoir une promo ? C'est bibi ! »

6. Vous montez votre boîte :

● « Depuis le temps que je la visualise, c'est sûr que ça va marcher ! Je mets de l'encens… mais je n'oublie pas la marge brute… »
◆ « Mais je n'y arriverai jamais. Je fais une énorme connerie, là. Et si je me plante ? »
▧ « *Business plan* : c'est fait ! Investisseur : c'est bon ! Locaux : OK. »

7. Vous cherchez un appart à Paris :

▧ « Compte tenu de mon budget, je peux tabler sur un studio dans le 13e. »
● « Je veux un appart avec balcon. À Montmartre. Lumineux. Avec un grand salon. Et je sais que je vais le trouver ! »
◆ « Avec le dossier que j'ai, je ne vais jamais y arriver. »

Un maximum de réponses ◆ : La pessimiste.

Alors, comment vous dire ? Être pessimiste, c'est s'interdire de croire en la magie de la vie. Vous allez me répondre que vous préférez ne pas rêver de peur d'être déçue si ce que vous souhaitez n'arrive pas ? Au risque de vous décevoir encore plus, sachez que c'est vous et vous seule qui créez le fait que les choses ne se passent jamais du mieux possible car vous bloquez le processus. Bien évidemment, la vie étant pleine d'amour, vous avez forcément parfois de belles surprises, mais, au final, cela n'arrive pas tant que cela, n'est-ce pas ?

Il vous sera certes difficile de basculer du jour au lendemain dans la case de l'optimiste mais vous pouvez tout de même vous entraîner et faire ainsi de plus en plus l'expérience de la fluidité. Ce moment où vous êtes tellement alignée que l'adage « Demandez et vous recevrez » se concrétise en une fraction de seconde. Vous ne me croyez pas ? Je suis sûre pourtant que dans votre vécu vous avez le souvenir d'au moins une fois où vous avez fait l'expérience d'une synchronicité. Vous pensiez à une amie et celle-ci vous appelle au même instant. Vous cherchez une information et vous entendez vos voisins de table en parler au même moment. Vous appelez cela le hasard ou une coïncidence, j'appelle cela le coup de pouce de l'univers ou des anges.

Votre vie peut être remplie de ces moments de connexion, de ces heureux « hasards » (Einstein disait : « Le hasard, c'est Dieu qui se balade incognito. ») et, pour ce faire, le moyen le plus simple est de croire en votre bonne étoile, en vous, en votre destinée, en votre ange gardien, en ce que vous voulez. Car *tout* est possible à celui qui croit ! Alors, s'il vous plaît, dès ce soir, lancez-vous un nouveau challenge et notez chaque jour pendant au moins trois semaines, toutes les choses positives de la journée. Ne me dites pas qu'il n'y a rien eu de positif, c'est tout simplement impossible. Il y a obligatoirement eu des moments sympathiques, même brefs, que ce soit une jolie lumière au coucher du soleil, un sourire échangé avec la boulangère, une tâche que vous avez effectuée sans encombre au bureau, un mail bienveillant d'un client, une bonne nouvelle, une pause-café sereine avec vos collègues, un bon petit plat pour le dîner. Allez ! Je compte sur vous pour relever ce challenge ! Vous verrez qu'au fil des jours, cet exercice va muscler votre positivité.

Un maximum de réponses ▨ : La réaliste.

« Je ne crois que ce que je vois. » Ou comment avoir le cul entre deux chaises. Vous pouvez compter sur vous et votre sens de l'analyse. Vous êtes sûrement la personne que vos amis consultent en cas de prise de décision et vous saurez en deux minutes chrono leur dresser la liste de toutes les options qui leur sont possibles, et des avantages et inconvénients de chacune d'elles. C'est brillant et vous pouvez être fière d'avoir ce bel esprit rationnel et cartésien. Cependant, sachez que vous vous coupez d'une grande part de votre potentiel. Nous ne savons pas ce qu'est la réalité et n'en voyons réellement qu'une très faible partie, c'est un peu le même parallèle qu'avec l'univers. Nous ne connaissons que 4 % de celui-ci, or que sont les 96 % restants ? Nous n'en savons rien mais cela existe. Ne croire que ce que l'on voit sous-entend se couper de toute une part de créativité, de potentiel en devenir, de magie, de belles surprises. Au final, à être trop cartésienne, vous pouvez en oublier la beauté et la fluidité de la vie et vous vous coupez d'aides miraculeuses. C'est comme si vous créiez une entreprise en analysant chaque étape, en prévoyant tout le déroulé logique, toutes les options potentielles qui pourraient éventuellement arriver à l'avenir. C'est tout simplement impossible et, même si vous êtes dotée des meilleurs outils, vous ne pourrez prévoir que tel événement naturel va arriver, que telle personne vous aidera alors que telle autre sur qui vous comptiez pourtant vous tournera le dos. Par ailleurs, à trop vouloir prévoir et vous fixer des objectifs (seulement) réalistes, vous vous empêchez de voir plus grand, d'imaginer un scénario idéal, un véritable rêve car vous vous censurez. « Non, ce n'est pas possible, soyons réalistes. » Or tout est possible ! Laissez-vous rêver un peu et autorisez-vous à croire en la chance, en une force incommensurable présente en vous et tout autour de vous qui ne demande qu'à se manifester et à vous accompagner.

Pour vous aider, vous pouvez réapprendre à vous connecter à votre intuition. Lorsque vous avez une question, une demande particulière, imprégnez-vous de celle-ci et partez marcher en demandant à recevoir la réponse. Continuez à marcher, laissez vos pensées vagabonder en oubliant la question initiale, vous verrez que vous obtiendrez votre réponse *via* une affiche publicitaire, la parole d'un inconnu dans le métro, une intuition fulgurante. Vous pouvez aussi faire la même chose en glissant le soir sous votre oreiller un petit papier avec votre question ou votre intention et en demandant à obtenir la réponse le lendemain matin au réveil.

Plus vous allez vous ouvrir à une réalité plus vaste, plus vous allez vous épanouir. Vous êtes bien plus que ce que vous croyez être.

Un maximum de réponses ● : L'optimiste.

Bravo à vous ! Vous avez un beau potentiel qui ne demande qu'à grandir encore. Un coup dur ? Vous rebondissez ! Une mauvaise nouvelle ? C'est que cela devait se faire ainsi ! Vous voyez toujours le verre à moitié plein et croyez en votre bonne étoile. Vous savez au fond de vous que vous êtes guidée et que votre destin se trace au fil des rencontres que vous faites (avec les autres et avec vous-même). Vous avez donc une très bonne base et pouvez en profiter pour la muscler davantage en vous lançant dans des projets encore plus grands. Comme vous savez que ce sont vos pensées qui créent votre réalité et étant optimiste de nature, pensez de manière encore plus grande. Le soir, avant de vous coucher ou quand vous le souhaitez pendant la journée, fixez-vous sur ce qui vous plairait véritablement. Fermez les yeux et imaginez la scène comme si vous aviez déjà atteint votre objectif. Y a-t-il des gens autour de vous ? Comment êtes-vous habillée ? Comment évoluez-vous dans la vie ? Comment marchez-vous ? Qu'entendez-vous ? Visualisez chaque détail de la scène, ressentez cela comme si vous le viviez réellement. À la fin de la visualisation, demandez à être guidée pour atteindre cela si c'est pour votre plus grand bien et le bien de toute vie.

Chapitre 3
Les conséquences insoupçonnées du manque d'amour de soi

Vous allez vite vous rendre compte que s'aimer est tout sauf égocentrique. Car lorsque l'on ne s'aime pas, nous déployons une ribambelle de stratégies inconscientes qui, au final, nous bouffent notre énergie et, en prime, font que nous pompons aussi l'énergie de notre entourage. En gros, moins on s'aime, plus on se place en victime, plus on se place en victime, moins on s'aime. Il y a mieux, non ?

Voici donc quelques conséquences au déficit d'amour de soi. Peut-être que chaque proposition vous parlera, peut-être qu'il n'y en aura qu'une ou deux. Quoi qu'il en soit, ne vous jugez pas, au contraire, soyez heureuse car en prenant conscience de ces comportements, vous allez pouvoir changer et apprendre à être bienveillante envers vous-même, premier pas vers l'amour de soi.

On attend tout de l'autre

Imaginez une voiture. Pour qu'elle puisse avancer, elle a besoin d'essence. Pour nous, c'est pareil, l'essence étant l'amour. Mais à la différence de la voiture, nous disposons d'un réservoir d'amour infini à l'intérieur de notre être et la seule personne à pouvoir actionner cette pompe, c'est nous-mêmes. Cependant, beaucoup d'entre nous pensent, à tort, que c'est l'autre qui va venir remplir le réservoir. Alors nous allons lui demander toujours plus, mais cet autre aura beau nous envoyer tout son amour, cela ne sera jamais assez car notre propre réservoir d'amour infini est fermé puisque nous n'avons pas actionné le système. Alors nous commençons à en vouloir à cet autre qui n'en fait jamais assez, qui ne nous rassure pas assez, qui ne nous dit pas assez « Je t'aime », qui ne nous prouve pas assez son amour, etc. Cet autre se sentira de plus en plus démuni car quoi qu'il fasse, cela ne sera de toute façon jamais assez. Petit à petit, il perdra confiance et vous tournera probablement le dos.

Cet exemple vaut bien sûr pour les histoires d'amour mais cela fonctionne aussi pour les histoires d'amitié ou encore dans certaines familles où un parent n'a pas été « aimé » par ses propres parents et demande à ses enfants de combler ce manque d'amour au lieu d'apprendre à actionner sa propre pompe. Les enfants grandiront avec cette impression de ne pas être à la hauteur, avec un sentiment de responsabilité et de culpabilité énorme envers ledit parent. Le parent continuera, quant à lui, à ne pas se sentir aimé.

S'aimer soi-même ne veut pas dire continuer sa vie seule puisque nous n'avons besoin de personne, au contraire, plus vous vous aimerez, plus vous aimerez les autres et plus vous leur laisserez la chance de vous aimer aussi. Alors chaque jour, apprenez à actionner la pompe magique de votre réservoir à amour infini. Elle est tout simplement au niveau de votre cœur et vous pouvez vous connecter à elle à chaque instant.

Piste audio : Visualisation
Je vous ai préparé une visualisation qui vous aidera à vous connecter à votre cœur. Vous pourrez retrouver toutes les pistes audio sur mon blog ou sur la chaîne YouTube Lady Montmartre.

On se victimise

Ne pas s'aimer, c'est rester dans un statut de victime. C'est si facile de se laisser engluer quand tout à coup une pensée dévalorisante arrive. C'est si facile de se dire « À quoi bon », de baisser les bras et de rester collée sur son canapé à bouffer des Granola et à mater un truc naze à la télé en se disant que l'on est nulle. C'est si facile de se plaindre à longueur de journée et de ne rien faire pour se bouger. C'est si facile de remettre la faute sur son histoire familiale et sur son environnement. C'est si facile de dire que l'on n'aime pas son boulot mais d'y rester pendant dix ans. C'est si facile de dire que les mecs sont tous des connards et/ou des infidèles. C'est si facile de penser que la vie des autres est plus simple. C'est si facile de se dire que l'on n'est pas câblée pareil, que les autres sont plus intelligents ou au contraire, que nous sommes différentes parce que surdouées, multipotentielles ou la nouvelle mode, que nous sommes « zèbres ». C'est si facile d'attendre qu'un déclic ou qu'un coup miraculeux du destin arrive comme par enchantement. Oui, tout ça, c'est facile. En revanche, est-ce que cela rend heureux et épanoui ? Non.

Sortez de ce schéma de victime et, petit à petit, acceptez que votre réalité, votre vie, c'est vous qui la créez. Je sais que ce n'est pas sympathique à entendre et qu'une partie de vous va se rebiffer et se dire « Non mais, comment elle peut dire ça ? Moi j'ai eu une vie difficile » ou encore « Je n'ai rien demandé pour qu'il m'arrive des merdes, tout ça, c'est juste le destin qui s'acharne contre moi, je n'ai rien à voir là-dedans ! ». Or c'est pourtant la vérité : vous êtes responsable de tout et vous avez entre vos mains le pouvoir de tout changer en passant du statut de victime à celui de déesse ! Nous verrons cela un peu plus loin...

On en fait dix fois trop

Un déficit d'amour de soi engendre aussi le fait d'en faire toujours dix fois trop. Nous avons tellement peur de ne pas être aimées (puisque nous ne nous aimons pas nous-mêmes), d'être abandonnée, que nous allons tenter de nous faire aimer en répondant aux besoins des autres sans même qu'ils en aient émis le souhait. Ce mode de fonctionnement va se voir dans toutes les strates de notre vie. Au boulot, vous allez être corvéable à merci et vous retrouver souvent en équipe avec des personnes qui vont se servir du fait que vous allez tout faire toute seule et qu'ils pourront se tourner les pouces pendant ce temps-là. En amitié, vous allez attirer pas mal de relations bancales car vous jouerez davantage à la sauveuse, celle qui sera la bonne oreille, qui aidera la personne à s'en sortir et vous vous transformerez en victime quand la soi-disant amie que vous avez tellement aidée vous tournera le dos. Vous lancerez des « J'ai tout fait pour elle *(inconsciemment... "j'étouffais pour elle"...)* et elle me plante » en attendant que tout votre entourage puisse valider vos propos. En amour, vous tenterez de vous transformer en la femme parfaite. Vous devancerez les attentes de votre partenaire, serez à son entière disposition et allez tout accepter de peur qu'il s'en aille ou qu'il aille voir ailleurs. (Or c'est justement pour toutes ces raisons qu'il partira.)

Vous vous mettez dans la tête de l'autre et projetez en fait vos propres envies sur lui. Mais vous n'êtes pas dans sa tête et plus vous allez tenter de combler tous les besoins de l'autre, plus vous oublierez les vôtres et ne saurez même plus ce qui est réellement important à vos yeux.

La meilleure manière de quitter ce mode de fonctionnement est d'apprendre à se centrer et à répondre à ces questions : de quoi ai-je envie/besoin ? Comment m'apporter de l'amour toute seule ? (Je répète que vous apporter de l'amour ne veut pas dire finir seule ou ne pas accepter l'amour de l'autre, et cela ne signifie pas non plus ne plus prendre soin de l'autre.) Comment faire en sorte de ne pas être en attente que l'autre vienne combler mon besoin d'amour ?

Aimez-vous un peu plus chaque jour, même (et surtout) les jours où vous avez un coup de mou, même (et surtout) les jours où vous êtes moins performante. Voici une petite astuce : lorsque vous avez un doute, une question, un tiraillement, posez-vous, prenez un cahier et un stylo et écrivez en vous demandant toujours « *De quoi ai-je envie moi ?* » (avant de faire passer les autres avant vous) ? Cela peut paraître très égocentré pour beaucoup mais quand vous avez passé des décennies à vous oublier et à vous suradapter aux autres, je peux vous assurer que cette démarche est salutaire. Aussi, pour celles qui se retrouvent dans ce cas de figure, entraînez-vous à répondre à cette question : « De quoi ai-je envie moi ? » Ne pensez pas à la logistique, ne pensez pas à votre mec, votre pote, ne cherchez pas à faire plaisir à qui que ce soit (sauf à vous). Alors, de quoi avez-vous envie ? Lâchez-vous. Vous verrez qu'avec cet exercice tout simple, votre vie va changer. Car vous allez être davantage dans l'instant présent et vous allez apprendre à vous centrer sur vous et à suivre votre guidance intérieure.

De quoi ai-je envie là, maintenant, tout de suite ?

On veut être la meilleure

Quand on ne s'aime pas, on a du mal à croire que les autres puissent nous aimer. La seule manière, croit-on, pour être aimée, c'est de « *faire* » quelque chose. Et c'est logique. Puisque nous n'aimons pas qui nous sommes, comment l'autre pourrait-il nous aimer ? Alors nous allons tout miser sur nos compétences, notre capacité à faire, nos challenges brillamment relevés, notre métier, notre intelligence. D'autres vont miser sur leur physique (leur beauté ou leurs capacités sportives). Et c'est sans fin, car plus vous continuez à courir derrière ce « toujours plus », plus vous oubliez votre être profond.

C'est la croyance erronée du « Si je montre aux autres tout ce que je sais faire, si je suis la meilleure dans mon domaine, alors je serai aimée ». Mais aimée par qui ? À qui voulez-vous prouver quelque chose ?

On trahit sa personnalité

Ne pas s'aimer, c'est trahir qui l'on *est*, c'est marcher à côté de soi-même. Et, au final, on s'oublie complètement et on ne se connaît pas vraiment. Car en ne s'aimant pas, nous restons persuadées que l'autre ne peut pas nous aimer. Donc comme il ne peut pas nous aimer telles que nous sommes, nous allons trahir notre personnalité pour coller à ce que nous croyons qu'il attend de nous. On est quand même balèze ! C'est un peu du même ordre que d'en faire dix fois trop pour les autres, sauf que là, on se suradapte davantage et on va modifier notre personnalité en fonction des gens avec qui l'on se trouvera. C'est la stratégie du caméléon. Je ne parle pas ici de la qualité d'adaptation, de l'empathie qui nous permet d'être en phase et de communiquer avec tous types de personnes, mais bel et bien de la suradaptation qui engendre le fait que l'on s'oublie soi-même. On essaie de devenir ce que nous croyons que l'autre attend de nous pour qu'il nous aime, nous apprécie.

Ainsi, face à un certain groupe d'amis vous serez la boute-en-train, face à tels autres, la nana qui prend soin d'elle. Au boulot, vous serez l'autiste qui boucle ses dossiers trois fois plus vite que les autres. En fait, pour vous sentir en sécurité et faire en sorte de plaire aux autres, vous utilisez des rôles différents. Alors bien sûr, c'est complètement crevant à la longue et cela vous demande un contrôle de chaque instant. D'ailleurs, il est probable que vous soyez adepte des sorties très alcoolisées ou autres aides permettant de sortir de soi et donc de lâcher pendant quelques instants ce fameux hyper contrôle. En fait, cette suradaptation vous sert à camoufler votre peur d'être jugée (voir plus loin). Dans votre esprit si l'on vous juge, si l'on n'est pas d'accord avec vous, c'est que l'on ne vous aime pas. Vous avez besoin d'une exclusivité et besoin de sentir que la personne face à vous vous trouve « parfaite ». C'est pourquoi, pour ne pas vous confronter à l'éventualité d'une critique, d'un jugement, vous allez construire le personnage idéal en fonction de chaque scène jouée. Au fil du temps, vous ne savez plus vraiment qui vous êtes... et arrive le craquage.

Alors comment sortir de là ? En arrêtant d'avoir peur du jugement et en vous rendant compte que le fameux « jugement » des autres n'est en fait présent que dans votre tête. C'est vous qui vous jugez à chaque instant. Ce petit vélo dans votre tête qui vous assène des « Il va te prendre pour une c**ne », « C'est débile ce que tu viens de dire ! », « Tu es vraiment une quiche ! », etc. À chaque fois que vous vous jugez, vous alimentez encore plus cette croyance que l'autre va vous juger.

Il est impossible d'atteindre la perfection, la seule chose qui en découlera sera une image négative de vous-même. Vous ressentirez de la tristesse ou de la colère contre vous car vous n'aurez pas réussi à faire ceci ou cela. La personne à qui vous devez plaire, c'est à vous-même ! Vous êtes quelqu'un d'exceptionnel, vous avez une multitude de ressources, et celles-ci vous sont propres. Nous sommes tous complémentaires, différents et, en même temps, semblables. Soyez vous-même afin de laisser s'exprimer votre créativité, votre véritable personnalité, votre différence... C'est là que se cache votre beauté intérieure, et elle est magnifique. N'ayez pas peur de la montrer. Soyez libre !

Vous pouvez courir longtemps derrière des faux-semblants et oublier complètement votre vraie nature en pensant que c'est plus confortable. Vous ne pouvez pas plaire à tout le monde, soit. Si certaines personnes vous jugent, dites-vous bien que, si elles n'ont que ça à faire, c'est qu'elles ne sont pas en accord avec elles-mêmes. Mais dans la plupart des cas, vous pensez être jugée par les autres, alors que la seule personne qui vous juge, c'est vous-même ! Si vous n'aimez pas quelqu'un, demandez-vous pourquoi. Le défaut que l'on n'aime pas chez l'autre nous renvoie à nos propres démons. Lorsque vous assumez pleinement vos choix et créez la vie qui vous convient, vous n'avez plus besoin de recevoir la « bénédiction » de quiconque et ne ressentez pas non plus le besoin de juger l'autre.

On se maltraite

Ne pas s'aimer pleinement et entièrement, c'est se maltraiter. Vous allez me dire que vous ne vous maltraitez pas. Les instruments de torture, très peu pour vous. Les scarifications, flagellations et autres actes barbares, même pas en rêve. (N.B. : ma petite sœur est en train de regarder sur Internet ce que veut dire « scarification », je te connais comme si je t'avais faite !) Et bien encore heureux que vous ne vous maltraitiez pas de cette façon, mais je maintiens quand même que si vous ne vous aimez pas, vous vous maltraitez.

Et voici quelques exemples de mauvais traitements que vous vous infligez, peut-être quotidiennement d'ailleurs :

* Avoir un boulot/être dans une boîte qui ne vous plaît pas vraiment, c'est se maltraiter.
* Engouffrer le paquet entier de Granola, c'est se maltraiter.
* À l'inverse, vous infliger des régimes draconiens pour coller à une norme, c'est se maltraiter.
* Aller à tel dîner ou telle soirée, alors que vous n'en avez pas du tout envie, c'est se maltraiter.
* Être avec une personne que vous n'aimez pas vraiment, c'est se maltraiter.
* Vous dénigrer parfois (« Je suis nulle, grosse, débile… »), c'est se maltraiter.
* Coucher avec un mec différent chaque week-end, c'est se maltraiter.
* Boire et fumer trop et trop souvent, c'est se maltraiter.
* Accepter de vous faire malmener par votre boss ou tout autre personne, c'est se maltraiter.
* Se comparer aux autres et trouver que leur vie est mieux, c'est se maltraiter.
* Vous plaindre mais ne rien faire pour changer, c'est se maltraiter.
* Vous critiquer ou critiquer les autres, c'est se maltraiter.
* Ne pas vous reposer quand vous êtes fatiguée, c'est se maltraiter.
* Continuer à fréquenter une amie qui vous en met toujours plein la figure soi-disant « pour votre bien », c'est se maltraiter.

N'hésitez pas à continuer la liste, cela vous aidera à prendre conscience des changements à opérer dans votre vie.

Vous voyez, il y a une multitude de manières de se maltraiter et tout ça est essentiellement dû au fait que, pour l'instant, vous ne vous aimez pas de manière inconditionnelle. Bientôt, vous n'accepterez plus ces mauvais traitements car vous vous serez autorisée à vous aimer pleinement. Et lorsque l'on aime quelqu'un, n'a-t-on pas envie du meilleur pour lui ? Vous vous autoriserez à faire un boulot qui vous plaît, à voir des gens bienveillants, à écouter votre corps car vous atteindrez cet état où tout devient possible ! S'aimer, c'est croire en soi et cela permet aux miracles d'entrer dans sa vie !

On se compare

Lorsque nous étions enfants, nous avons commencé notre apprentissage de la vie par imitation. Nous cherchions à imiter ceux qui faisaient figure de référence et d'autorité pour nous : les parents, « les grands », les héros en tous genres. Regardez des enfants jouer, vers 2 ou 3 ans : certains veulent des poupées et des poussettes pour faire *comme* maman, ils reprennent les expressions des grands, leur gestuelle. Ils jouent aux cow-boys et aux Indiens en faisant « comme si » ils en étaient vraiment. Ils ne se mettent pas de barrières entre ce qu'il est possible de faire ou non, ils font, tout simplement. Ce sont des éponges, ils absorbent tout et reproduisent. Puis, en grandissant, vient le temps où l'enfant va faire ses propres expériences. Il n'imite plus, il ne se compare pas encore, il tente. Mais à l'adolescence, puis à l'âge adulte, l'imitation va s'estomper car débarque soudain l'un de nos pires fléaux : notre dragon intérieur, le *jugement* de soi. Nous commençons à nous mettre des barrières, des limites dans ce que nous croyons être capables de faire. Et nous arrêtons tout simplement d'imiter pour commencer à nous comparer. Nous oublions de faire « comme si » et commençons à douter de nous.

Lorsque vous vous comparez à autrui, vous ressentez un mal-être et allez vous juger en vous disant que la vie de l'autre est mieux, que vous n'avez pas été assez intelligente pour faire la même chose, que vous n'êtes pas assez ceci ou pas assez cela... Malheureusement, tous ces messages s'ancrent dans votre esprit et vous commencez à penser, à tort, qu'ils sont vrais et vont fixer votre réalité à tout jamais. Et ceci est complètement sclérosant car cela va vous bloquer. Plus vous vous répéterez des « Je ne suis pas capable de... », moins vous en serez effectivement capable. Et au lieu de mobiliser vos forces pour surpasser cela, vous allez vous dire que de toute façon, cela ne sert à rien... Stop ! Vous êtes capable de tout !

Aussi, au lieu de vous juger, apprenez la comparaison active et dynamique ! Comment ? En vous mettant à l'action !

Exemple : vous arrivez à un dîner. Vous ne connaissez quasiment personne, vous sympathisez avec tout le monde mais une personne vous reste en travers. Vous trouvez qu'elle se la pète, elle a sa boîte et parcourt le monde. Au lieu de passer toute la soirée à la juger et à vous juger par la même occasion, demandez-vous ce que vous jalousez secrètement. Puis, au lieu de la critiquer ou de tenter de relever tout ce qui ne va pas chez elle, allez à sa rencontre, demandez-lui comment elle a fait, félicitez-la et lancez-vous. Prenez-la comme modèle.

Autre exemple : vous êtes face à une personne vraiment sympa qui a fait le choix de diminuer son salaire par trois pour vivre de sa passion... et elle est vraiment épanouie. Vous rentrez chez vous un peu en *bad* ? Peut-être qu'une partie de vous aspire à cette vie-là ? Que pourriez-vous mettre en place dès maintenant pour vous en rapprocher sans tout lâcher d'un coup ?

En fait, dès qu'une personne vous titille, demandez-vous ce que cela dit de vous. Est-ce que son style de vie vous plairait ? Est-ce que c'est son métier ? Sa manière d'être ? Tout cela parle de vous, de vos envies. Alors faites comme si, remettez-vous dans la posture de l'enfant qui imite, qui interroge, qui ose être curieux. Tout est possible alors croyez en vous et lancez-vous ! Tout va merveilleusement bien se passer.

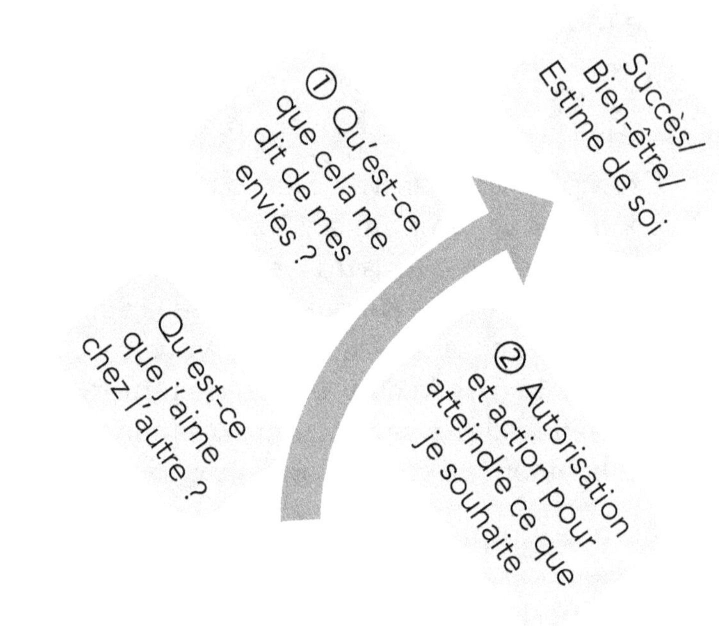

DON'T : **Comparaison négative** → DO : **Comparaison active et dynamique**

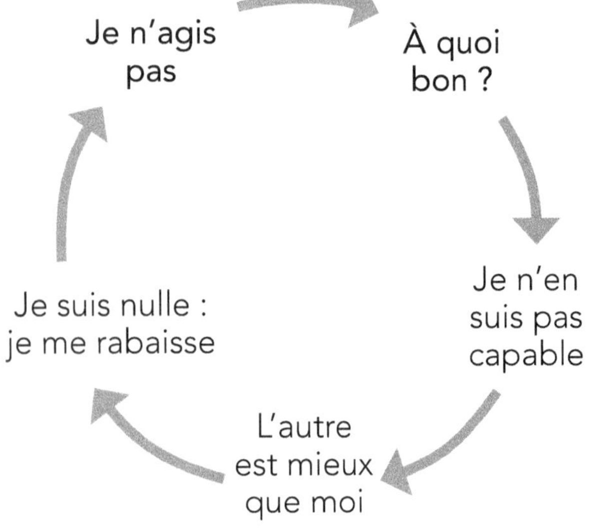

Est-ce que tu (me) *likes*?

Comme nous l'avons vu précédemment, ce qui engendre un mal-être dans le phénomène de la comparaison est le sentiment (faux) que l'autre est mieux que vous et qu'il ne sert à rien de vous mettre en route pour atteindre ce qui vous fait envie car vous croyez ne pas être à la hauteur. Tout ceci est faux : lorsque vous réalisez ce que vous souhaitez vraiment, vous pouvez tout concrétiser.

Mais il y a un deuxième volet pernicieux dans le phénomène de comparaison. Lorsque vous vous comparez à quelqu'un, vous ne prenez jamais la personne dans sa globalité. Vous vous dites que l'autre est mieux pour telle ou telle chose. Il est marié et a deux enfants alors que vous êtes célibataire. Elle a un poste à hautes responsabilités alors que vous n'arrivez pas à évoluer pour l'instant. Il a l'air de passer de super vacances au soleil alors que vous ne voyagez pas, etc. Mais qu'en savez-vous vraiment ? Vous piochez des instants de vie de ces personnes. Vous n'êtes pas eux. Qu'est-ce qui vous dit que cet homme marié n'est pas complètement infidèle ou malheureux dans son couple ? Peut-être que cette femme qui a un poste très élevé est triste car elle n'arrive pas à avoir de vie en dehors de son boulot ou, qu'au fond d'elle, elle préférerait faire un autre métier ?

Voilà pourquoi Facebook (et d'autres réseaux sociaux) peut être préjudiciable si vous n'avez pas une estime de vous-même assez développée. Vous allez imaginer la vie de l'autre à travers un prisme extrêmement petit. Vous voyez l'autre essentiellement dans ses moments heureux, vous surfez sur le journal de cette personne en vous disant que votre vie n'est pas à la hauteur. Mais qu'en savez-vous vraiment ? Vous n'êtes pas dans la vie de l'autre.

Par ailleurs, lorsque vous publiez quelque chose sur Facebook, vous espérez que « vos amis » (combien d'amis Facebook voyez-vous vraiment dans la vraie vie ?) vont aimer votre *post*. Si ce n'est pas le cas, vous pouvez vous dire que ce n'est pas assez intéressant et continuer dans le raccourci : « Ce que je poste n'a pas intéressé donc je ne suis pas intéressante. »

Stop.

Tentez, dans la mesure du possible, de vous déconnecter de Facebook plusieurs jours dans la semaine (voire de tout le reste, une bonne détox Internet et téléphone de temps à autre est plutôt saine, voir plus loin...).

Regardez sur YouTube une vidéo des plus percutantes à ce sujet : *What's on your mind ?* de Higton Bros.

La Digital Detox

Nous sommes de plus en plus connectés et, petit à petit, nos appareils ont engendré de nouvelles manières de vivre mais aussi de nouvelles peurs, comme celle de manquer quelque chose (FOMO, *Fear Of Missing Out*), peur de ne pas avoir vu la dernière info, le dernier *post* Instagram du dernier lieu à la mode où vous pourrez voir la dernière blogueuse tendance, ou encore la NOMOphobie, la peur d'être séparée de son téléphone. Vous êtes peut-être devenue une « smombie » (mix des mots « smartphone » et « zombie ») se déplaçant les yeux rivés sur son téléphone (ce qui engendre de plus en plus d'accidents d'ailleurs).

Les dernières études scientifiques ont prouvé que l'utilisation excessive des nouvelles technologies a un impact sur la santé mentale des jeunes. Il suffit de voir la déferlante Pokémon GO pour voir que nous avons un sacré problème avec cette hyperconnectivité. Et c'est pourquoi, depuis quelques années, nous voyons fleurir un nouveau concept (encore un) en la matière : la Digital Detox, ou comment payer des fortunes pour arrêter d'être piquousée à la technologie.

La Digital Detox, c'est tout simplement le fait de se mettre en off technologique. Pas d'Internet, pas d'ordi, pas de téléphone, pas de télé, pas d'écouteurs, rien, wallou, quechi ! Ce qui se révèle excellent car cela vous oblige à vous retrouver face au vide et surtout à vous-même. Qui suis-je sans mon doudou ? Plusieurs techniques s'offrent à vous.

Vous pouvez décider de faire cette Digital Detox toute seule. Pour cela, prévoyez quelques heures de déconnexion chaque jour, ou une journée entière, ou carrément le temps d'un week-end pour apprécier pleinement tous les bienfaits de ce jeûne numérique. Vous verrez que, passé la phase de mini-stress (c'est là que vous prenez conscience de votre degré d'addiction), vous vous sentirez beaucoup plus détendue, davantage dans l'instant et vous lancerez dans de nouvelles activités.

Pour celles qui sont vraiment accros et qui ont un portefeuille extensible, des hôtels ont lancé des offres dédiées comme le Westin Paris, place Vendôme dans la capitale (où, pour 448 euros, vous aurez droit à une nuit avec petit-déjeuner, un massage, des pâtisseries et un accès à la salle de sport), le château La Gravière à côté de Bordeaux, de nombreux palaces comme le Four Seasons au Costa Rica qui propose 24 choses à faire sans technologie. Même le groupe Accor s'y est mis en lançant à l'été 2016 le *hashtag* #Parisdebranche où les Parisiens pouvaient assister à des soirées Digital Detox dans cinq de leurs établissements parisiens.

Vous trouverez aussi beaucoup de séjours en mode yoga, jeûne (physique et numérique) et méditation.

Et bien évidemment certaines appli, comme Flipd, ont flairé le bon filon et vous aident à programmer votre smartphone pour qu'il se déconnecte pendant un laps de temps prédéfini (et vous ne pourrez pas revenir en arrière… Ha, ha, ha ! rire sardonique). Même Apple a lancé dernièrement une option « off » sur son Iphone. Vous pouvez ainsi le programmer à se mettre en pause à votre convenance et même de manière quotidienne… En gros, juste un mode avion un peu amélioré mais rien n'est trop beau pour le marketing…

Demain, j'arrête d'être connectée !

Nous sommes les reines pour croire qu'un événement extérieur va venir nous sauver. Les célib' imaginent qu'elles vont rencontrer un homme, une sorte de modèle idéal, de prince charmant qui va débouler dans toute sa perfection. Qui lirait dans vos pensées, prendrait conscience de votre potentiel et vous pousserait tel un mentor pour vous faire sortir de votre coquille. Bizarrement, le mec serait plutôt riche afin de pouvoir vivre dans un merveilleux loft et vous permettre de vous adonner à la création et à l'art. Malheureusement, il n'a jamais fait le code de votre immeuble, le con ! Nous pouvons imaginer très fort gagner au Loto® (que dalle !), rencontrer celui qui va vous aider à sauter le pas et à faire le tour du monde. Nous attendons des déclics en tous genres, comme si nous allions croiser quelqu'un qui allait nous dire « Tu es faite pour faire ceci ! » On se crée des tonnes de personnages (le pygmalion, le mentor, la bonne fée), des milliers de scénarios, des montagnes de dialogues. Mais rien n'y a fait. Pourquoi ? Car le fameux déclic ne vient pas de l'extérieur. La seule chose qui vient lorsque l'on attend trop longtemps dans une vie qui ne nous convient pas, c'est la maladie. Elle arrive pour nous dire : « Regarde mon amie, tu te plains mais tu ne changes rien. Tu refoules tes émotions. Tu restes victime de ton schéma. Alors je vais venir mettre mon grain de sel pour que tu puisses prendre conscience de cela et que tu prennes ta vie en main. » C'est la même chose avec le *burn-out* dont nous parlerons plus tard. Alors, cessez d'attendre que les choses viennent de l'extérieur et partez à la conquête de vos rêves. Dès que vous aurez commencé à créer vous-même la vie de vos rêves, vous vous réveillerez chaque jour heureuse, en paix et fière de vous. N'attendez pas un événement extérieur. Le déclic, le coup du destin est en vous, c'est à vous seule qu'il incombe de vous faire plaisir, de devenir qui vous êtes vraiment au fond de vous. Je vous assure que tout est possible, il suffit juste de croire en vous et d'avancer jusqu'à ce que vous ayez atteint ce que vous souhaitez. Mettez-vous en route, vous verrez qu'une multitude d'aides va débarquer par la suite. Car à partir du moment où vous vous mettez à l'action, là, le destin entre en jeu, les synchronicités, ce que la sagesse populaire appelle les « heureux hasards », et qui est votre capacité à élever votre fréquence vibratoire/votre champ électro-magnétique, vont vous permettre de rentrer en connexion, d'attirer les gens et éléments qui sont sur la même fréquence.

Faites le premier pas, lancez-vous, vous serez accompagnée tout au long du chemin. Qui voulez-vous devenir ? Quels sont vos rêves ? Si vous deviez mourir demain, quelles sont les cinq choses que vous regretteriez de ne pas avoir osé faire ? Et bien maintenant, *lancez-vous*. Aide-toi et le ciel t'aidera !

Vous ne pouvez pas échouer car l'échec n'existe pas. L'échec, ce n'est pas un gros *game over* qui clignote en vous rabaissant : « T'es nulle, t'as perdu ; de toute façon, c'était sûr que tu n'allais pas y arriver... » Non, l'échec, c'est la possibilité de réussir encore plus. L'échec arrive pour vous dire : « Il y a quelque chose qui bloque mais tu vas trouver la manière de contourner cela, persévère ma belle, le résultat sera encore meilleur ! » Voilà, l'échec, c'est tout simplement cela. C'est une sorte de panneau « stop » qui vous permet de prendre votre respiration, de vous connecter à votre intuition et de vous dire : « J'étais sur la grande route mais peut-être que si je tourne à gauche, le chemin sera encore plus beau. » L'échec n'est qu'une question de perception. Voyez-le pour ce qu'il est, une aide à la réussite.

N'attendez plus le déclic ni le coup du destin, créez-le. La baguette magique, c'est vous qui l'avez, personne d'autre !

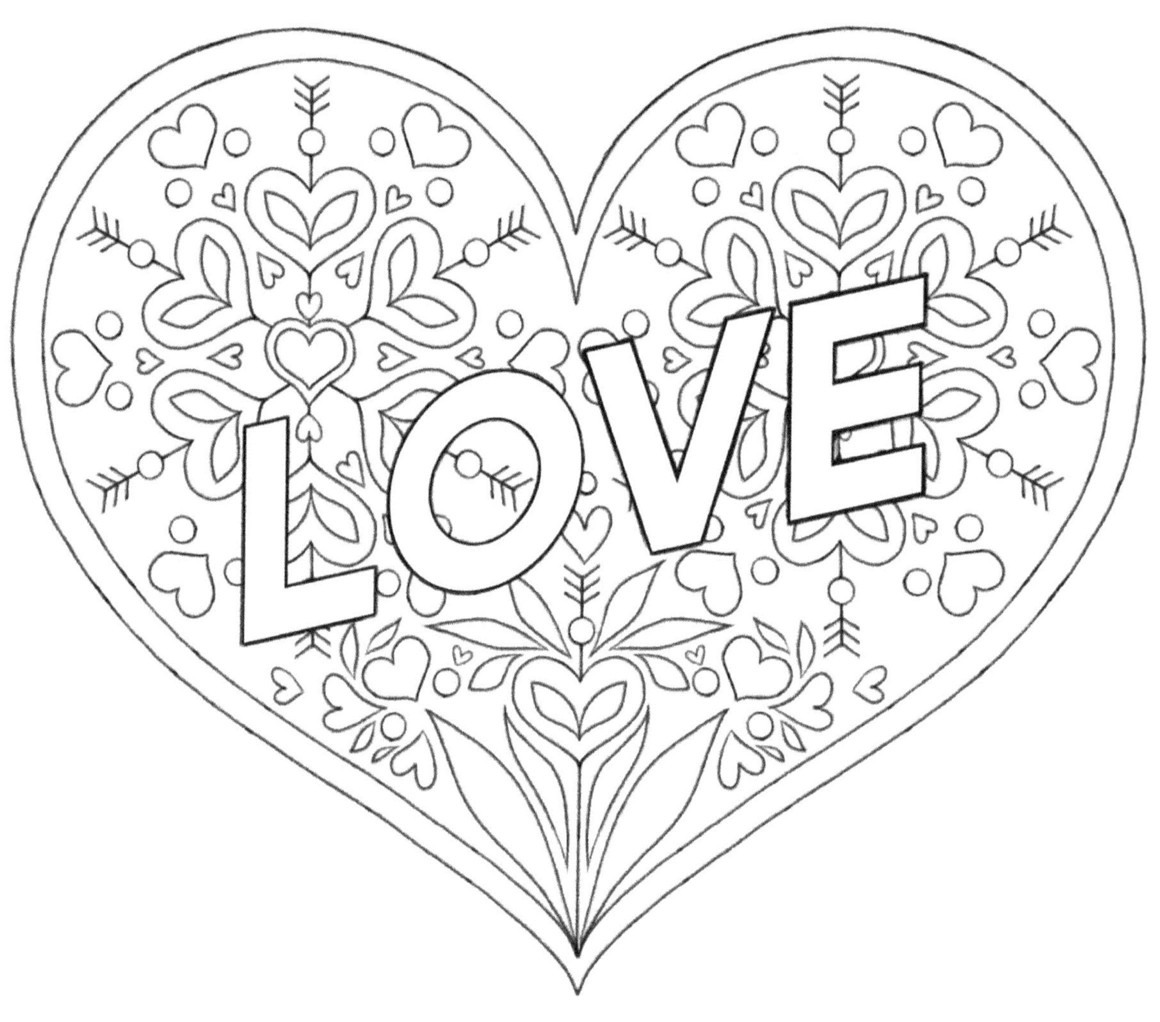
LOVE

Chapitre 4

Libérez la divinité en vous, devenez une déesse !

Quand vous comprenez que l'autre n'est qu'un miroir et que vous êtes responsable de tout alors vous devenez libre et puissante. Vous touchez à la déesse en vous. Aucun conflit n'est extérieur, chaque chose qui vous arrive (bonne ou mauvaise) n'est que le reflet de ce qui se passe à l'intérieur de vous.

Si, par exemple, vous n'avez pas réglé votre insécurité affective, vous serez sans cesse confrontée à des histoires d'amour bancales. Quand vous êtes stressée, énervée, impatiente, vous loupez le métro ou vous retrouvez coincée dans les embouteillages et arrivez encore plus en retard à votre rendez-vous.

Si vous avez peur de la trahison, il y a de fortes chances que vous soyez confrontée assez souvent aux déboires amicaux. Si vous continuez à avoir peur du rejet, vous attirerez à vous des situations dans lesquelles on vous rejette.

> « Ta deuxième vie commence quand tu comprends que tu n'en as qu'une. »
>
> **Confucius**

À l'inverse, quand vous êtes en paix avec vous-même et que vous comprenez que vous êtes la co-créatrice de tout ce qui vous arrive, alors vous devenez la magicienne de votre quotidien et ouvrez la porte aux merveilleuses opportunités.

Reprenez les rênes de votre vie car vous avez le pouvoir de tout changer. Comment faire ? En le décidant ! Quand il vous arrive un pépin, au lieu de commencer à nourrir le scénario catastrophe, dites-vous : « Tout s'arrange, je suis en paix », « Aidez-moi à comprendre et à intégrer les leçons de cet événement ». Peut-être que vous ne croyez ni en Dieu, ni aux anges, ni en l'univers, ni en une force cosmique. Si c'est le cas, croyez au moins en vous, en la puissance de votre Soi et de votre cœur.

Nous sommes responsables de tout ce qui nous arrive (en tout cas de la perception que nous en avons). Passé le coup de massue, nous pouvons voir quelle merveilleuse opportunité cela engendre. Car si nous avons créé le marasme, nous pouvons le « dé-créer » !

La vie est merveilleuse, abondante, belle et vous avez tout en vous pour créer ce que vous voulez. « Tout est possible à celui qui croit ! » C'était déjà écrit dans la Bible, merci « Djiseuss ».

Vous n'êtes plus une victime, vous êtes une déesse alors vivez comme telle, vibrez comme telle, riez comme telle et soyez libre. Vous avez toujours le choix. Jusqu'à votre dernier souffle vous avez encore le choix, alors choisissez l'amour dès maintenant. « Je décide de changer et je choisis l'amour. » Vous n'aimez pas votre vie ? Changez-la. Vous n'aimez pas un de vos comportements ? Changez-le. Mais avant tout, *aimez-vous* quoi que l'on ait pu vous faire, vous êtes unique, vous êtes exceptionnelle, si vous êtes sur Terre, c'est que vous deviez y être, votre présence, votre énergie, votre lumière sont nécessaires, aimez-vous pour pouvoir faire rayonner cette lumière encore plus fort.

Personne n'est mieux ou moins bien que vous, nous sommes tous uniques et différents pour pouvoir être complémentaires. Alors montrez qui vous êtes, offrez au monde votre âme, votre personnalité, votre énergie et faites péter les barrières. Libérez la déesse en vous et soyez enfin la meilleure version de vous-même !

Mieux que les petits mots dans les gâteaux chinois, découpez et embarquez avec vous ces *Happy* Post-it® ! Hop, on glisse « Je suis une déesse » dans sa pochette avant une *date* (à prononcer « dèïte »), « Je suis *fuckin'amazing* » dans le classeur avant une big présentation et on avance fière, droite et pleine d'amour pour soi.

Je suis une super nana !

Je suis fuckin'amazing !

MERCI la vie !

Je suis une déesse !

Je suis extraordinaiiiiiire !

Je m'aime et d'ailleurs, tout le monde m'aime.

Je m'aime.

Je suis carrément merveilleuse.

Je m'aime et je t'aime aussi !

Je crois aux miracles. J'en suis d'ailleurs un !

Je m'aime et je m'accepte comme je suis !

Je manquerais à l'univers si je n'existais pas.

Oh ! Une bombasse !
Ah !
Mais c'est moi !

Je m'aime chaque jour davantage.

Oh tiens ! Un trésor, juste là ! Ah ben oui, c'est moi en fait !

Je suis le féminin sacré.

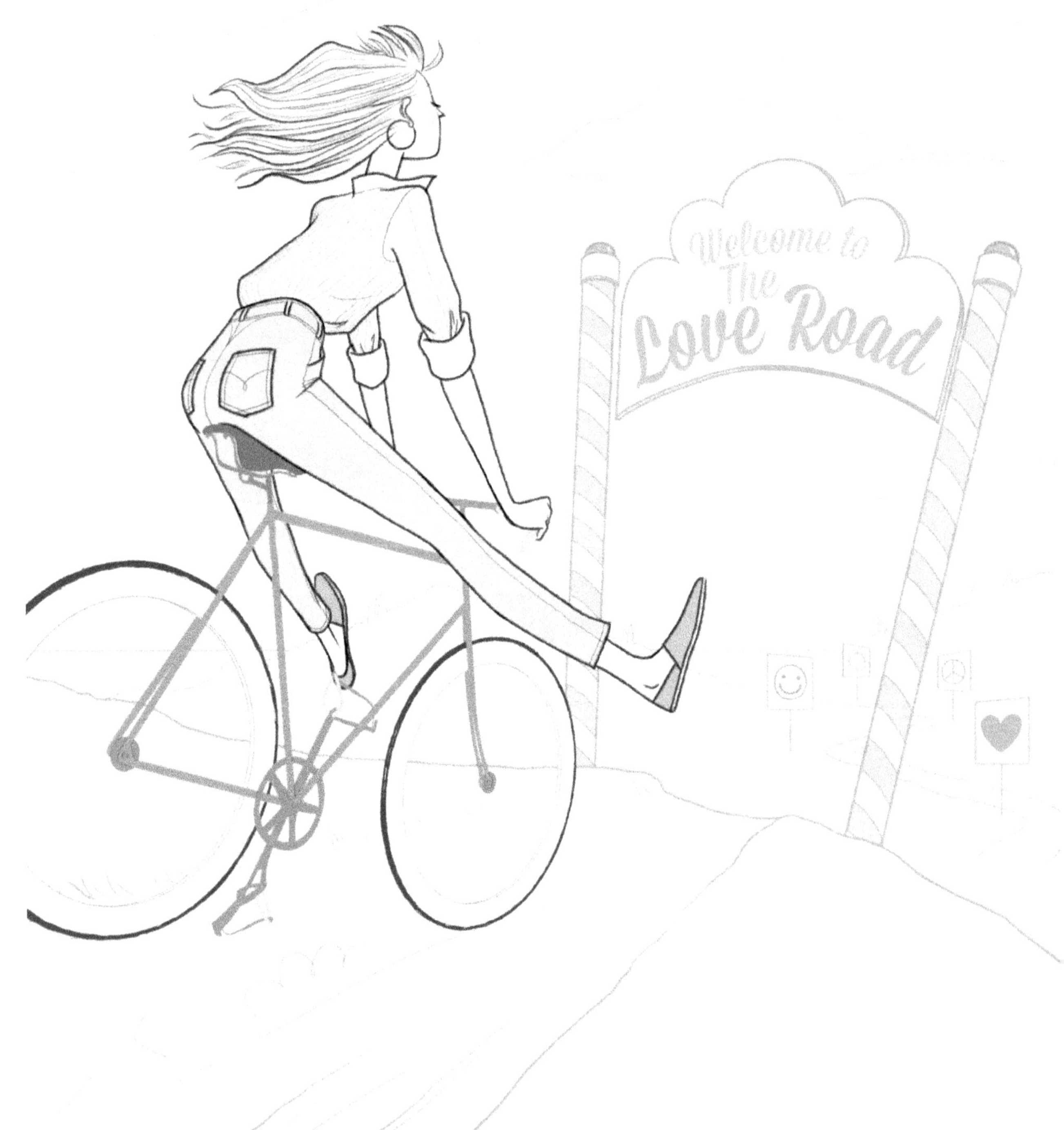
Welcome to
The
Love Road

Partie 2

The Love Road :
je m'aime donc je suis !

En avant les filles ! Dès maintenant, vous allez apprendre à vous aimer ! Que dis-je ? Vous allez apprendre à vous surkiffer ! Et cela commence dès le réveil : étirez-vous, saluez-vous, saluez la déesse en vous, vous êtes une femme puissante, ne l'oubliez pas.

Embrassez-vous, caressez votre corps avec tendresse et si vous avez quelques bourrelets, ne les regardez pas avec mépris, ne soupirez pas en vous disant que vous allez devoir faire un régime, non ! Au lieu de ça, appréciez-les, touchez-les avec amour et bienveillance. S'ils sont là, c'est pour une raison bien précise, votre corps représente toutes vos émotions, n'allez pas contre lui, accueillez-le comme il est.

Vous allez vous apercevoir que plus vous vous aimez, plus votre vie va se fluidifier, se simplifier. Vous ferez entrer la magie dans votre vie car vous saurez que les miracles existent ! En vous aimant profondément, vous vous apercevrez que vous êtes bien plus que votre personne, vous toucherez à quelque chose de plus grand : l'énergie d'amour inconditionnel, le flux cosmique, Dieu, le grand Soi, l'ange gardien, l'univers informé... Appelez-le comme vous voulez. Lorsque vous êtes née, vous étiez connectée à cela, mais, au fil des ans, vous avez peu à peu oublié cette source. Reconnectez-vous à ce flot d'amour. C'est très simple, il suffit juste de le vouloir. Il n'y a rien de dogmatique, pas besoin de rentrer dans telle ou telle église, mosquée, synagogue, secte... Le temple, il est à l'intérieur de vous. Ce que vous avez cherché jusqu'à présent à l'extérieur est en réalité à l'intérieur de vous. La clé, c'est vous qui l'avez.

Alors, nous allons continuer notre chemin vers l'amour de soi pour que vous puissiez vous aimer profondément, inconditionnellement, intemporellement. Le but de la vie, c'est la vie elle-même, c'est l'évolution.

La clé, c'est l'Amour.

▷ S'aimer, c'est apprendre à dire non pour réussir à se dire oui !

▷ S'aimer, c'est apprendre à fixer des limites avant de les faire exploser.

▷ S'aimer, c'est se séparer en conservant son unité.

▷ S'aimer, c'est aimer et prendre soin de son corps.

▷ S'aimer, c'est se célébrer et s'émerveiller de tout.

▷ S'aimer, c'est prendre ses responsabilités.

▷ S'aimer, c'est savourer l'instant présent.

▷ S'aimer, c'est arrêter de se juger.

▷ S'aimer, c'est bon pour la santé.

▷ S'aimer, c'est accepter son passé pour mieux le transcender et ainsi pouvoir vivre dans le présent.

▷ S'aimer, c'est aller contacter son plus grand Soi.

▷ S'aimer, c'est être en paix.

▷ S'aimer, c'est aller vers son éternité.

▷ S'aimer, c'est permettre à l'amour de rayonner.

▷ S'aimer, c'est faire l'expérience de l'unité.

▷ S'aimer, c'est aimer tout ce qui nous entoure car nous sommes tous reliés.

▷ S'aimer, c'est faire ce qui nous plaît.

▷ S'aimer, c'est rayonner.

▷ S'aimer, c'est aller vers ce qui nous rend joyeux.

Chapitre 5

Je me transforme en déesse : *out* la victime !

« Ce n'est pas de ma faute », « Tu as vu ce qu'il m'a fait ? », « Le monde est contre moi », « Je n'ai vraiment pas de chance », « Les autres sont meilleurs », « J'ai eu une enfance difficile », « Les gens ont plus de chance que moi ! », etc. Autant de phrases qui vous placent dans ce que l'on appelle le statut de victime. Vous n'êtes responsable de rien, c'est toujours la faute de l'autre, de la société, de votre boss hystérique, du mec qui vous a larguée ou de votre copine Gertrude qui vous a fait un sale coup. Et pourtant, vous êtes responsable de tout. Aïe ! je sais, ça pique un peu, c'est la partie que l'on n'a pas vraiment envie d'entendre. D'ailleurs, votre mental est en train de lister tout ce qui ne va pas dans votre vie et de se dire « Attends, quand Priscilla m'a fait ceci ou cela, c'était bel et bien de sa faute ! Moi je n'avais rien demandé ! » Vous n'êtes pas responsable de ce que fait ou dit l'autre, en revanche vous êtes responsable de la perception que vous allez en avoir.

C'est vous qui décidez de pourrir vos journées à ressasser telle ou telle histoire (alors que le soi-disant responsable a déjà oublié ce qui s'est passé). C'est vous qui êtes responsable du fait d'être dans un boulot qui ne vous plaît pas, vous encore qui vous en voulez car vous vous plaignez ou que vous avez un comportement qui ne vous convient pas.

Mais tout cela peut changer car vous avez le pouvoir de passer du statut de victime à celui de déesse ! Car *oui*, vous êtes une déesse et à ce titre, vous pouvez modifier votre perception des événements et changer votre réalité. Car plus vous allez prendre conscience que vous êtes responsable de tout ce qui vous arrive, plus vous allez pouvoir évoluer, vous transformer, changer et ainsi devenir la meilleure version de vous-même. La version « Attention, déesse à l'intérieur et ça se voit à l'extérieur ! »

Alors, dès à présent, acceptez l'idée que c'est vous qui créez ce schéma de victime, premier pas pour en sortir et vous autorisez à faire la paix avec vous-même, avec les autres et avancer vers davantage d'amour de soi.

Je n'aime pas mon boulot !

Une victime ne fera rien pour changer, elle va se plaindre de son boulot (pendant six semaines, six mois, un an, six ans), traîner les pieds pour y aller, attendre de prendre ses vacances, se faire une soi-disant raison (« De toute façon, je ne trouverai rien ailleurs/C'est la crise/Je n'ai pas fait assez d'études/etc. »). Une déesse va se dire « Je vais trouver le moyen d'en changer ! » et elle va le faire !

Vous avez le droit de vous éclater dans votre boulot ! Alors au lieu de bouffer toute votre énergie à vous plaindre, mettez-la au service de ce que vous souhaitez. Demandez-vous ce qui vous plairait. Voulez-vous changer de ville ? Est-ce que le métier que vous faites vous plaît ou est-ce nécessaire de vous reconvertir ? Quel(s) métier(s) aurai(en)t davantage de sens pour vous ? Avec quel(s) type(s) de personnes voulez-vous travailler ? Voulez-vous faire un ou plusieurs métiers et ainsi devenir une *slasheuse* ? Vous pouvez vous former à n'importe quel âge, alors n'ayez pas peur, foncez !

Ma collègue est une grosse *bitch*, elle me pique toutes mes idées et fait croire au boss que c'est elle qui les a eues

Nous avons toutes rencontré au moins une fois une nana comme ça ! Au final, vous devriez plutôt la plaindre et lui envoyer tout votre amour, car, sous ses airs de nana qui se la pète, se cache une pauvre petite chose qui est incapable de formaliser le tiers du quart de votre boulot et elle le sait, c'est pourquoi elle pompe votre taf (c'est un vernis à paillettes mais qui s'écaille en deux heures).

Cependant, avant de lui envoyer votre amour, n'hésitez pas à la choper entre quatre yeux pour lui faire part de votre agacement. Évitez le « espèce de pouff*****, je vais te faire bouffer le mur si tu continues à taxer mes idées », optez plutôt pour un « Priscilla, j'ai remarqué à plusieurs reprises que tu t'appropriais mes idées en réunion, or cela provoque en moi une certaine colère. Aussi, je te demande de me mentionner si tu prends la parole avec mes idées ».

À noter cependant que, si elle vous pique vos idées, c'est que vous lui en avez parlé. Donc pour réellement sortir du statut de victime dans ce cas précis, il vous suffit… de prendre la parole et affirmer votre rôle. Une victime ne dira rien, laissera la Terre entière lui voler ses idées mais, en revanche, se plaindra toute la soirée auprès de sa famille ou de son pauvre mec qui en a ras-le-bol d'entendre toujours la même rengaine (et vous hurlerez sur votre mec en prime en lui disant « Mais tu t'en fous ? Tu ne dis rien ! J'en ai marre »… Le pauvre, ça fait un an qu'il se tape votre laïus…).

La déesse, elle, va prendre les choses en main. Elle osera se mettre en avant car elle s'aime et croit en ses idées. D'ailleurs, si parfois elle échoue, elle ne se dira pas qu'elle est nulle, elle sera tout de même fière d'elle car elle aura essayé.

Il y aura toujours une Priscilla (encore elle !) tant que vous ne vous autoriserez pas à vous mettre en avant. Elle n'est là que pour vous faire prendre conscience de votre travers et vous amener à prendre votre place. Aussi, remerciez-la de vous avoir montré cela en vous. Vous avez le droit de prendre la parole et de vous affirmer ! Vous verrez que personne ne se moquera de vous, personne ne vous jugera. Libérez votre parole.

Les amitiés victimaires

« C'est toujours moi qui rends service », « Après tout ce que j'ai fait ! Elle/il me tourne le dos ! »…

Quand on ne s'aime pas, on attire des personnes qui vont se servir de nous. Pourquoi ? Car nous avons tellement envie que l'autre nous aime, nous apprécie, nous trouve sympa, que nous allons complètement nous oublier pour répondre à tous les besoins de cet Autre.

Alors, il est facile de mettre la faute sur ce méchant Autre qui s'est servi de nous, sur cette amie manipulatrice (ou « perverse narcissique » puisque c'est le mot à la mode depuis quelques années), sur ces gens que l'on invite mais qui ne nous rendent jamais la pareille ; mais, au fond, c'est à nous seule qu'incombe la responsabilité de tout cela. Est-ce que c'est le pervers narcissique qui fait la victime ou est-ce l'inverse ? Vaste débat, mais ce qui est certain, c'est que lorsque vous vous aimez, personne ne vous marche sur les pieds car vous posez vos limites dès le début.

Dès que vous commencerez à vous aimer pleinement, et donc, à changer, à faire des choses qui vous plaisent vraiment, à vous affirmer, vous verrez que votre cercle d'amis va se modifier très rapidement. Certaines personnes de votre entourage (et cela vaut aussi pour les amies de très longue date) vont sortir de votre vie, d'autres vont évoluer avec vous et puis de nouvelles personnes feront leur apparition. Vous changez de fréquence vibratoire donc vous attirez les gens qui sont sur la même « longueur d'onde ». L'entourage est toujours un bon moyen de voir où vous en êtes dans votre vie. Regardez qui vous entoure.

La victime et l'amour

« Je ne comprends pas ! Je suis une nana vraiment chouette mais je suis toujours célibataire », « Je suis encore tombée sur un infidèle ! », « Mon mec est un gros macho »...

Et si, tout simplement, vous ne vous aimiez pas assez ?

Lorsque l'amour que l'on se porte est déficient, nous avons tendance à ne pas nous accepter véritablement. Nous avons été programmées pour croire que l'amour allait venir de l'extérieur. Pour croire que tout s'arrangera lorsque l'être aimé fera son apparition. Et cela ne marche pas ainsi. Vous allez, au mieux, faire fuir les prétendants qui vont sentir votre demande immense d'amour comme un puits sans fond qu'ils n'arriveront de toute façon pas à combler. Au pire, vous allez rentrer dans un jeu psychologique en attirant les pervers narcissiques, les persécuteurs ou ceux qui vont tenter de vous sauver sans cesse mais que vous finirez par persécuter à votre tour, car ils ne vous aimeront de toute façon jamais assez.

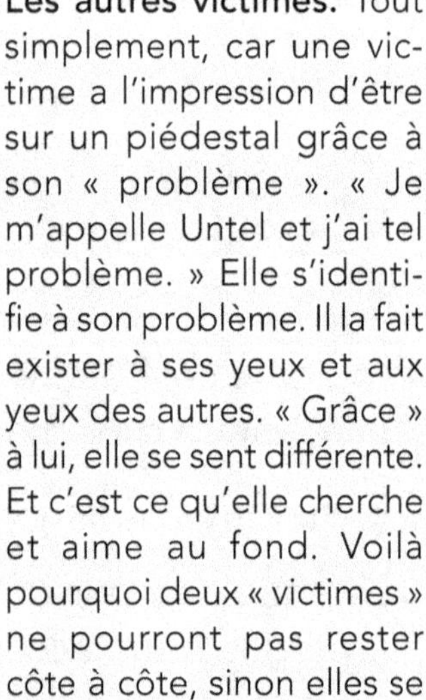

Le type de personnes que je vais attirer

Les infirmiers, les « Mère Teresa », les **empathiques** qui veulent aider la terre entière. Ils vont rester à vos côtés pendant quelque temps (de quelques semaines à quelques années) en essayant de vous aider à aller mieux, puis ils vont en avoir ras-le-bol de voir que vous ne faites rien pour changer. Alors, ils partiront sans que vous compreniez pourquoi.

Les *Bad Boys*, les pervers narcissiques, les **manipulateurs** qui vont agir comme des loups avec une pauvre brebis. Vous voulez vous plaindre ? Ils vont vous aider à avoir d'encore meilleures raisons de le faire.

Je me comporte en **victime** (Je me plains, Je me rabaisse, Je pense que c'est la faute de l'autre, de la société, de mes parents, Je me juge inférieure aux autres, Je ne suis pas assez bien.

Les gens que je fais fuir

Les gens « équilibrés », les gens qui ont travaillé sur eux, les rationnels, car après avoir tenté de vous dire de manière factuelle que vous êtes quelqu'un de bien, ils ne comprendront pas que vous repartiez à nouveau dans vos « Je suis nulle ! ».

Les autres victimes. Tout simplement, car une victime a l'impression d'être sur un piédestal grâce à son « problème ». « Je m'appelle Untel et j'ai tel problème. » Elle s'identifie à son problème. Il la fait exister à ses yeux et aux yeux des autres. « Grâce » à lui, elle se sent différente. Et c'est ce qu'elle cherche et aime au fond. Voilà pourquoi deux « victimes » ne pourront pas rester côte à côte, sinon elles se mettent en compétition.

La clé, c'est donc l'amour de soi avant tout. Dès que vous vous aimez, vous n'avez plus besoin de demander (inconsciemment) à l'autre de venir combler vos failles, de venir combler tout ce besoin d'amour insatiable. Vous vous aimez et ainsi vous pouvez aimer l'autre en le rendant aussi libre d'être tel qu'il est véritablement.

Vous n'êtes plus en couple pour que l'autre vous rassure, vous serve de pansement, vous renvoie la meilleure image de vous-même. En vous aimant vous-même, pleinement et entièrement, vous pouvez aimer l'autre véritablement et acceptez enfin qu'il puisse vous aimer de manière authentique. Pas pour combler un manque que vous ne pouvez combler que toute seule. Autorisez-vous à faire le chemin de l'amour de soi.

L'amour vient de l'intérieur

Ne vous est-il jamais arrivé de vous sentir totalement alignée, de savoir au plus profond de vous que vous étiez au bon endroit, au bon moment, de savoir soudain que vous alliez y arriver, que vous étiez sur le bon chemin, de ressentir de la gratitude pour qui vous êtes, de la confiance, de l'amour pour vous-même (et ce, même de manière courte) ?

Lors de tous ces moments, vous étiez en connexion avec votre intuition. Votre intuition n'est autre que votre âme qui vous parle et elle sait exactement ce qui est bon pour vous. Votre âme est lumineuse et vous l'êtes aussi mais, parfois, vos peurs, votre manque de confiance, vos doutes vous font redescendre dans votre mental, votre *ego*, votre petite personnalité et vous avez l'impression que vous n'arriverez jamais à rien. Or vous êtes beaucoup plus que votre simple personnalité terrestre. Vous êtes avant tout une belle âme.

Dans de nombreuses traditions spirituelles, il est dit que lorsque nous sommes encore des âmes, nous choisissons de nous incarner dans telle ou telle famille en fonction de ce que nous avons à vivre, des mémoires karmiques à nettoyer, du travail spirituel que nous avons à accomplir dans notre prochaine vie, de ce qu'il nous reste encore à apprendre pour pouvoir évoluer et ne plus avoir à subir le cycle des réincarnations. Nous choisissons donc une famille, un fœtus et notre âme s'incarne en lui. Et bam, la responsabilité ! Nous nous souvenons de tout lorsque nous sommes tout petits, aussi pour ne pas briser le secret, la légende dit qu'un ange vient à nous et pose son index sur nos lèvres (ce qui crée le sillon sur notre lèvre du dessus, en dessous du nez) en signe de « Chut, garde cela pour toi ». Et puis petit à petit, en grandissant, nous oublions, nous arrêtons de jouer avec notre « ami imaginaire », nous ne parlons plus aux arbres, nous ne croyons plus aux fées... Mais pourtant, nous étions tellement connectés petits. Nous avons choisi nos parents, notre famille, le lieu de naissance, tout. Nous sommes véritablement responsables de tout ce qui nous arrive et de tout ce qui nous est arrivé. Il ne sert à rien de critiquer nos parents, nous les avons choisis pour évoluer. C'est parfois dur mais c'est notre chemin d'enseignement spirituel, vous ne pourrez pas les changer mais vous, vous pouvez changer.

Si votre chemin de vie a été difficile, c'est que vous aviez en vous la capacité, la force de surmonter ces difficultés. Les obstacles ne sont pas là pour vous arrêter et vous lamenter mais pour vous aider à les dépasser et à grandir. Plus ce que vous avez vécu est dur, plus ce que vous ferez sera grand !

Nous sommes tous interconnectés, et aussi connectés à quelque chose de plus grand, que vous l'appeliez Dieu, l'univers, le cosmos, l'information ou encore les anges, les fées, le monde invisible, votre Moi supérieur, votre âme, et nous sommes parfaits tels que nous sommes.

Vous n'êtes jamais seule dans la vie, il suffit de vous ouvrir à votre âme pour ressentir tout ce flot d'amour. Si vous avez du mal à y croire ou ne savez pas encore comment vous connecter à tout cela, faites-en juste la demande sincère. Demandez à être aidée, accompagnée et vous verrez que vous allez recevoir rapidement des synchronicités, des signes, des « hasards ».

Vous êtes parfaite telle que vous *êtes*, dans votre essence divine. Vous rayonnez d'amour puisque l'amour (tout comme le bonheur) est d'abord à l'intérieur de vous, dans votre cœur, votre conscience. L'Amour, cette énergie cosmique est à votre disposition à chaque instant puisqu'elle fait partie de vous. Elle est en vous et rayonne tout autour de vous. Personne ne pourra vous donner l'amour que vous cherchez si ce n'est vous-même car l'amour est d'abord en vous. En revanche, plus vous vous aimerez, plus vous pourrez aimer l'autre et plus vous donnerez à l'autre l'opportunité de vous aimer vraiment. Vous aurez touché à la source d'amour infini en vous, et n'attendrez plus que l'autre tente vainement de combler votre besoin d'amour. Lorsqu'il n'y a pas d'attente, le véritable amour peut jaillir.

- Vous êtes merveilleuse.
- Vous êtes divine.
- Vous êtes sur le bon chemin.
- Vous êtes belle telle que vous êtes.
- Vous êtes parfaite avec vos qualités et vos défauts.
- Vous êtes unique.
- Vous êtes profondément aimée et profondément aimable.
- Vous êtes une déesse.
- Tout simplement... Vous *êtes*.

Avancez sur le chemin de l'amour de soi. Si vous ne le faites pas pour vous, faites-le pour l'univers ! Car l'univers a besoin de vous. *You are a super heroine*, descendue sur Terre pour faire rayonner l'amour ! En avant toute, chère escadrille, nous allons tout mettre en œuvre pour que vous vous aimiez profondément.

En pratique

- Prendre conscience en toute bienveillance de votre petit côté « victime ».
- Accepter que cela a été un mode de fonctionnement qui a été nécessaire pendant un temps (donc ne pas vous juger). Peut-être que

dans votre famille, vous aviez l'impression d'être plus aimée de vos parents lorsque vous étiez malade ou triste par exemple ? Vous pouvez ainsi avoir la croyance erronée du « Quand je me plains, on s'occupe de moi ».

- Travailler sur l'affirmation de soi (vous pouvez faire des visualisations et vous répéter une phrase du type « Je m'aime et je m'accepte telle que je suis », « Je choisis ce qu'il y a de mieux pour moi », « Je suis maître de ma vie »...).
- Travailler sur l'ancrage (avec des respirations par exemple) et sur votre capacité à prendre soin de vos besoins (de quoi avez-vous envie, besoin ?).
- En cas de situations qui ne vous conviennent pas, toujours vous demander :
  - Qu'est-ce qui ne me convient pas dans la situation ?
  - Qu'est-ce que je veux à la place, quel est mon besoin ?
  - Qu'est-ce que je mets en pratique pour atteindre cela ?

Exemple 1 : Je ne communique pas assez avec mon boss

Qu'est-ce que je veux à la place ? Une communication fluide, des explications claires avec un point une fois par jour. Quelles sont les actions que je peux mettre en place pour atteindre cela ? Demander un point à votre boss pour caler une brève réunion hebdomadaire avec lui, un reporting par mail, un appel...

Exemple 2 : Je suis en froid avec une amie

Réagir en victime serait de tout mettre sur le dos de l'autre ou, à l'inverse, de se juger fautive et de chercher à rattraper l'affaire par n'importe quel moyen quitte à vous oublier vous-même, ou encore de faire la morte et de ne plus donner signe de vie à votre ancien acolyte. Réagir en adulte et en s'aimant consistera à se demander : « Qu'est-ce qui est bon pour moi ? ». Puis à prendre votre téléphone et à communiquer sur ce dont vous avez besoin dans la relation, vous laisserez ensuite à l'autre la place de communiquer sur ses besoins. Puis décider ensemble si l'on a envie de poursuivre l'histoire.

N.B. : si vous êtes confrontée à une personne avec qui il est impossible de discuter, lâchez l'affaire et laissez la croire ce qu'elle veut. N'ayez pas peur de libérer votre parole ni du conflit que cela peut engendrer. Si vous êtes sincère dans vos propos, il sera de très courte durée et il sera surtout beaucoup moins tenace que le conflit que vous garderez à l'intérieur de vous si vous ne parlez pas. Vous n'êtes victime de rien sinon de vous-même. Dès que vous accepterez l'idée que vous êtes responsable de tout ce qui vous arrive, vous entrerez dans la deuxième partie de votre vie, celle où vous devenez une véritable créatrice et non plus la victime des événements. Lorsque vous êtes en conflit avec autrui, il n'y a pas à se dire « À qui la faute ? » mais plutôt « Qu'est-ce que cela ravive en moi » ? « Pourquoi cette histoire provoque-t-elle en moi autant d'émotions ? » Le conflit n'est pas dans l'histoire, dans le scénario que vous êtes en train de jouer, il est en vous avant tout.

Un conflit, c'est la possibilité de regarder en soi, de prendre conscience de quelque chose que nous n'avons pas réglé et de l'accueillir. C'est en réglant nos conflits intérieurs que nous trouvons la paix en nous et autour de nous.

Mon conseil de lecture

Que dites-vous après avoir dit bonjour ? d'Éric Berne (Sand & Tchou, 1999). Éric Berne, le père de l'analyse transactionnelle, livre ici des clés simples et utiles qui vous aideront à mieux communiquer et vous positionner pour prendre votre véritable place d'adulte.

Chapitre 6

J'éteins la Radio Fréquence *Loose*

Imaginez passer une journée entière accompagnée d'un instrument qui vous assènerait sans interruption des messages négatifs, polluants. C'est la télé en somme ? Euh, oui aussi, mais là, je parle de la Radio Fréquence *Loose* (R.F.L). Jingle à prononcer : Raaaadioooo Fré-quen-slouuuuuuse !

« Tu es nulle », « Mais qu'est-ce que tu as encore fait ? », « Oh, je suis verte, elle m'a grillé la place », «Tu n'y arriveras jamais », « Oh, la cellulite que tu te tapes », « Tu as les cheveux tout plats », « Il va te tromper et te quitter », etc.

En bref, passer une journée avec quelqu'un qui vous rabaisserait, qui vous jugerait, qui vous maltraiterait, qui vous dénigrerait... Comme vous n'êtes *a priori* pas masochiste, vous décideriez assez rapidement de ne plus voir cette personne ou en tout cas de limiter les moments passés en sa compagnie. Mais il y a juste un hic, c'est que cette Radio Fréquence *Loose* n'est autre que votre mental, vos pensées. Vous passez donc des journées entières, ou en tout cas de grands laps de temps en compagnie de cette personne extrêmement négative. Comment voulez-vous vous aimer pleinement quand vous entendez à longueur de journée des messages anxiogènes à votre encontre ? Pas évident.

Alors une seule chose à faire, changez la fréquence ! Vous allez me dire : « Elle est bien mignonne la Lady Montmartre, mais je fais comment moi ? » J'y viens chère amie et je peux vous assurer, qu'au final, c'est très simple. C'est un programme en 2 étapes :

Eh oui ! cela paraît tout bête mais la première étape – et la plus importante –, c'est de prendre conscience du dénigrement dont vous êtes la créatrice et la victime. Vous créez vos pensées, et comme vous les créez, vous avez aussi le pouvoir de les « décréer ». Le mental, c'est une toute petite partie de vous-même mais ce n'est pas Vous, c'est comme un petit vélo dans la tête, c'est pourquoi il est important de vivre en conscience. C'est-à-dire de ne pas se faire trimballer par ce petit mental, de prendre conscience que vous êtes beaucoup plus vaste que celui-ci.

Le mental fonctionne par association d'idées très rapide. Donc lorsque vous avez soudain une pensée négative sur vous-même, les associations d'idées se mettent en marche et vous finissez au bout d'une heure complètement déprimée. Rappelez-vous de ce petit moment où vous êtes en pilou-pilou devant la télé (vendez-la), un carré (mouais ! une plaque) de chocolat à la main, quand, soudain, la Radio Fréquence *Loose* débarque... « Je suis grosse » et là *bim !* votre mental va chercher les associations, plus rapide que l'éclair. « Et j'arrête pas de me gaver de chocolat » et *hop !* encore un petit coup, « D'ailleurs, c'est pour ça que je suis célib', je suis trop grosse ». Allez, vous en redemandez ? « Et puis, si ça se trouve, je ne rencontrerai jamais personne »... Encore un chouille... « car je suis nuuuuuulllle » et *hop !* les larmes arrivent. *Actors Studio !*

Alors les filles, sachez que lorsque vous commencez à vous juger et à vous mettre sur la Radio Fréquence *Loose*, vous pouvez, à chaque instant, changer la donne. Mais comment ? Abracadabra !

Le changement de fréquence

En ayant pris conscience que cette voix est celle de votre mental et que vous avez le pouvoir de la modifier ! Donc la prochaine fois que vous vous prenez à tenir des discours rabaissants sur vous-même, arrêtez-vous, respirez et calmez ce mental qui vous pollue. Et pour ce faire, voici plusieurs techniques qui s'offrent à vous.

L'humour

Une manière simple à mettre en place est tout simplement l'humour, l'autodérision. Cela va permettre de vous désidentifier de cette voix. Répétez-vous tel un mantra « Raaaadioooo Fré-quen-slouuuuuuse » en effectuant une petite danse de la *loose*. Vous vous trouvez ridicule ? Tant mieux, c'est le but, vous vous mettrez à sourire de vous. L'autodérision marche très bien pour stopper la R.F.L. Votre mental se mettra à penser à autre chose et fera des associations d'idées plus positives.

P.-S. : oui, le mental est très basique !

« Les mains dedans »

Autre bonne technique pour changer de fréquence : écrire ou dessiner. Alors en avant, une feuille et un stylo et lâchez-vous, noircissez des pages et des pages, faites sortir toute la négativité, tous les problèmes. En écrivant, vous extériorisez vos sentiments, ils deviennent donc extérieurs à vous.

Petit bémol toutefois, l'idée n'est pas d'écrire 18 pages d'autojugement négatif, mais plutôt de sortir de cet état. Aussi, commencez par nommer ce que vous ressentez, puis demandez-vous ce qui vous a mis dans cet état, quelle est la peur derrière tout cela. Écrivez tout ce qui vous passe par la tête, jusqu'à ce que le calme revienne petit à petit. Et dès que cet état de calme est revenu, vous pouvez vous répéter « Je choisis la paix » ou « Je choisis l'amour ».

Vous pouvez aussi vous lancer dans une activité manuelle, vous allez vous rendre compte qu'au bout de quelques minutes, votre mental sera apaisé et vous aurez complètement oublié que quelques minutes auparavant vous étiez en pleine Radio Fréquence *Loose*.

Une nouvelle posture

Sachez que cerveau et posture (la manière dont vous vous tenez) sont en corrélation. Lorsque vous êtes triste par exemple, vos épaules sont basses, vous avez des yeux de cocker, votre bouche fait un sourire inversé (le *depressive smile* !), et vous vous recroquevillez. Votre cerveau a donc enregistré au fil des années cette posture comme étant égale à la tristesse. À l'inverse, quand vous recevez une bonne nouvelle ou lorsque vous êtes simplement heureuse, vous vous tenez droite, vous souriez, vous marchez avec fierté, vos épaules sont redressées... Et il est possible de tromper votre cerveau ! Pour cela, la prochaine fois que vous vous sentez partir dans la négativité, redressez-vous, mettez une musique bien pêchue, dansez ou allez marcher quelques minutes en vous tenant bien droite et écoutez la *Happy Playlist* que je vous ai concoctée. Je peux vous assurer qu'au bout de six minutes, vous aurez récupéré votre optimisme.

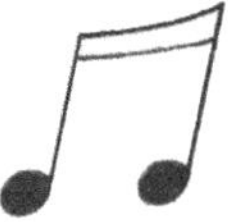

Direction le site www.deezer.com pour écouter la « *Happy Playlist* de Lady Montmartre » !
Max Frost – *White Lies*
BAB EL WEST – *Dib*
The Beach Boys – *Wouldn't It Be Nice*
The Contours – *Do You Love me*
NOFX – *Together on the Sand*
Kate Nash – *Foundations*
The Lovin' Spoonful – *Do You Believe in Magic*
The Who – *Won't Get Fooled Again*
José González – *Cycling Trivialities*
Lonely The Brave – *Dust & Bones*
Gilberto Gil – *Procissão*
Rodriguez – *I Wonder*
Florence + The Machine – *Dog Days are Over*
System of a Down – *Chop Suey !*
Streetlight Manifesto – *The Littlest Things*
Nirvana – *Breed*
Icona Pop – *I Love It*

www.deezer.com/
playlist/1927321562

Les pompes ou tout autre exercice physique

Constantin Stanislavski (metteur en scène russe, auteur de la formation de l'acteur) donne un exercice très intéressant. Soulevez un meuble vraiment lourd et en même temps tentez de faire une multiplication à deux chiffres. Pour y répondre, vous serez obligée de lâcher le meuble car il est très difficile de se concentrer sur quelque chose d'abstrait quand un effort important est demandé à nos muscles. Et lorsque l'on est tendue, angoissée, stressée, une tension musculaire se fait sentir et cela accapare une grande partie de notre énergie. Lui utilisait cet exercice pour apprendre aux acteurs l'importance de la détente pour « effacer » le stress. Mais en inversant son concept, cela donne : soulève un meuble lourd, fais des pompes, fais du sport, en gros, demande un effort intense à ton corps et il ne pourra pas se concentrer sur quelque chose d'abstrait... Il n'aura donc plus la force d'alimenter votre discours négatif. Donc tendez votre corps... pour mieux détendre votre esprit !

La méthode Coué

En schématisant grossièrement, le cerveau humain peut être comparé à un ordinateur (que nous n'utilisons d'ailleurs pas à 100 % de ses capacités). Nous pouvons décider d'ajouter un logiciel (nous nous lançons dans l'apprentissage d'une nouvelle compétence), nous pouvons supprimer un dossier indésirable (notre inconscient prend le relais lors d'un événement douloureux). Mais nous pouvons aussi supprimer les spams (messages piratés) en programmant un antivirus !

Et il vous est possible de faire cela, en utilisant par exemple la fameuse méthode Coué – « Tous les jours, à tous points de vue, je vais de mieux en mieux » –, technique d'autosuggestion que la sophrologie utilise encore de nos jours. Le cerveau ne pouvant pas penser à deux choses simultanément, si vous répétez ces phrases, vous ne pouvez pas vous pourrir en même temps.

Définissez un but : par exemple, vous aimer davantage ? Vous autoriser à être aimée ? Rencontrer un homme bien pour vous ? etc.

Construisez votre autosuggestion : elle doit commencer par « Je » et être tournée au présent et à l'affirmative (le cerveau n'entendant pas les négations) : « Je m'aime, j'aime et je suis aimée », « Je vis une belle histoire d'amour », « J'attire à moi l'amour », « Chaque jour, je reçois de plus en plus d'amour », « Je suis comblée et pleine de gratitude », etc. À noter que vous pouvez construire une phrase pour chaque pan de votre vie : « J'aime mon corps et suis de mieux en mieux dans mon corps », « Je reçois tout l'argent dont j'ai besoin pour très bien vivre », « Je m'aime et je m'accepte comme je suis »...

Formulez-la à haute voix : répétez votre phrase au moins dix ou quinze fois de suite et si possible plusieurs fois dans la journée en utilisant une voix calme. Si vous en avez plusieurs (phrases), faites de même avec les autres. Pour davantage d'efficacité, n'hésitez pas à allier la visualisation à l'autosuggestion. Imaginez-vous effectivement avoir réussi à attirer cela dans votre vie, comment vous sentiriez-vous ? Mettez tous vos sens en action. Que ressentez-vous ? Que voyez-vous ? Si vous êtes dans un endroit particulier, quelle odeur se dégage de celui-ci ?

Et souriez chaque matin en vous regardant dans la glace. Changez votre attitude, marchez la tête haute, le regard droit.

Chapitre 7

J'accepte mon côté sombre

Il est facile de s'aimer quand on vient de réussir un examen, quand notre mec nous dit qu'il nous aime, quand on se trouve canon dans cette petite robe rouge, quand on voit toutes nos belles qualités. Mais que se passe-t-il lorsque vous avez pris 8 kilos, que vous avez un excès de flemme, que vous regardez, envieuse, le profil Facebook ou LinkedIn d'une ancienne pote qui a un super poste et que vous avez avancé moins vite que prévu dans votre carrière ? Vous vous aimez un peu moins là, n'est-ce pas ? Et pourtant, toutes ces zones d'ombre font aussi partie de vous, de votre personnalité. Et pour vous aimer pleinement, il est important d'aimer aussi bien vos qualités, votre lumière, que vos failles et vos zones d'ombre. Car plus vous tenterez de les camoufler, de ne pas les regarder en face, de ne pas les accepter, plus elles reviendront en force (« Ce à quoi l'on persiste, résiste »).

Commedia dell'arte

Vous ne savez pas quelles sont vos zones d'ombre ? Et bien, c'est ce que vous cherchez à cacher et/ou que vous n'aimez pas en vous. C'est le besoin de plaire à outrance, d'être la meilleure, c'est le côté mesquin, avide, pas fiable, arrogante, poupouffe, froide, je-sais-tout, autodestructrice, idiote, anxieuse, déprimée, snob, voleuse, critique, envieuse, lèche-cul, bourgeoise, radine, ennuyeuse, autoritaire, pas fun, etc. La liste est longue.

À chaque fois que vous avez identifié un des traits de votre caractère que vous n'appréciez pas, au lieu de vous juger (ce qui baisse votre amour de vous-même), donnez-lui un nom, faites-le vivre.

Par exemple, vous trouverez la grosse Sylvie, Géraldine la radine, Lulu la faux-cul, Gerda la rebelle, Suzanna la meilleure de la classe, etc. Et dès qu'elle fait son apparition, au lieu de vous critiquer, connectez-vous à la partie ainsi nommée et demandez-lui de quoi elle a besoin pour se sentir écoutée et aimée. Vous verrez qu'avec un peu d'entraînement, vous serez de plus en plus bienveillante envers vous-même et pourrez enfin aimer *toutes* les parties de vous.

Mon conseil de lecture

Cet exercice est tiré du livre *La Part d'ombre du chercheur de lumière* de Debbie Ford (éditions du Roseau, 2003 ; J'ai lu, 2010). Livre que je vous recommande, au même titre que *Libérez votre créativité* de Julia Cameron (J'ai lu, 2007). Deux livres bourrés d'exercices pratiques qui vous permettent de mettre en place les changements nécessaires dans votre vie.

Miroir, mon beau miroir !

Vous pouvez aussi noter pendant une semaine tous les jugements que vous émettez sur les autres (que vous les pensiez ou les mentionniez verbalement). Ce que vous détestez, ce qui vous gêne chez l'autre de manière épidermique n'est que le reflet d'une partie de vous car vous portez le même « défaut » mais n'acceptez pas de le regarder en face. L'autre est un miroir. C'est pourquoi la relation à l'autre est parfois difficile et hasardeuse car cela vous montre ce qu'il y a encore à « travailler » ou plutôt à transmuter en vous. Et plus vous enfoncez votre zone d'ombre dans les tréfonds de votre inconscient, plus l'univers va vous envoyer des miroirs de ce type. Donc si vous vous plaignez d'être entourée de gens trop comme ceci ou pas assez comme cela, regardez d'abord en vous.

Une de vos amies a tendance à se plaindre de son sort et cela a le don de vous énerver tant vous la trouvez négative. Mais de manière tout à fait sincère, vous ne vous plaignez jamais ? Ne vous arrive-t-il pas d'être négative parfois ? En fait, c'est votre propre zone d'ombre (ici, votre négativité et le fait d'être parfois plaintive) qui vous énerve chez elle. Aussi, acceptez cette partie en vous et quand vous la verrez surgir, vous pourrez vous dire « Tiens, c'est Gertrude la plaintive, bienvenue à toi, qu'as-tu à me dire aujourd'hui ? Qu'est-ce qui te fait peur au point de te plaindre ainsi ? » et vous verrez que quand vous aurez totalement intégré et accepté cette part de vous (ici votre partie négative), vous ne serez plus confrontée à la négativité autour de vous (votre amie changera à son tour).

Plus vous accepterez vos zones d'ombre, moins vous serez en conflit avec les autres puisque vous serez en paix avec vous-même.

Le but de tout cela n'est pas de supprimer toutes nos zones d'ombre mais de les accepter comme faisant partie de nous et de leur donner notre amour car elles en sont dignes. Nous sommes parfaites telles que nous sommes. En acceptant de les réintégrer à leur juste place, c'est-à-dire au même niveau que nos parties plus lumineuses, nous leur donnons le droit d'exister, elles ne se manifesteront donc plus de manière violente. C'est comme pour un enfant ; s'il essaie de vous dire quelque chose une fois, puis deux, puis trois sans que vous fassiez mine de le regarder, à la quatrième fois il va hurler de colère pour que vous l'écoutiez enfin. Si dès le départ, vous l'écoutiez et lui donniez une réponse sincère, il retournerait s'amuser.

Aimez toutes les parts de vous-même et la prochaine fois que vous glandez sur votre canapé, au lieu de vous flageller, dites-vous que vous prenez soin de Brigitte la glandeuse et faites-vous un câlin.

Quand vous commencez à penser que le travail que vous avez fourni n'est pas assez bien (alors que vous n'avez plus le temps de le rectifier) ne vous critiquez pas, dites à Suzanne la meilleure de la classe qu'elle fera mieux la prochaine fois et qu'elle a le droit de faillir parfois.

Vos qualités et vos défauts forment votre personnalité, ne vous coupez plus d'une partie de vous, réintégrez-la et formez à nouveau votre unité. Là se trouvent l'harmonie et la beauté de votre être. Soyez douce et bienveillante avec vous. Quand la douceur sera apparue, la douleur aura disparu. *Love & Harmony.*

Chapitre 8

Je prends soin de mon enfant intérieur

Quel que soit votre âge, vous continuez à porter l'enfant que vous étiez. Vous ne vous en rendez pas compte la plupart du temps, mais c'est pourtant lui qui surgit lorsqu'une colère violente ou une tristesse arrive. Vous devez vous souvenir de simples querelles qui ont pourtant pris des allures de règlements de comptes violents. Ou encore d'une fois où vous vous êtes mise dans un état pas possible, persuadée que votre conjoint vous abandonnait juste parce qu'il venait de vous envoyer un texto pour vous dire qu'il ne pouvait pas dîner avec vous ce soir. Ou encore ce sentiment profond d'injustice qui vous fait vous réveiller la nuit quand votre boss a eu une phrase malheureuse à votre encontre alors que vous donnez le meilleur de vous-mêmes chaque jour. Ou encore des moments de coups de blues que vous gérez à grands coups de calories ingurgitées (vive la vitamine Q...).

Tout cela vient de la souffrance de ce petit être que vous étiez et qui s'est senti par moments en insécurité, trahi, abandonné, mal ou pas aimé, seul face à son chagrin ou à son incompréhension. C'est aussi l'ado qui a subi des difficultés, qui s'est sentie humiliée par un prof au tableau, qui a mal vécu une séparation lors de sa première histoire d'amour. Nous avons tous connu des moments difficiles lorsque nous étions enfants et adolescentes et nous avons construit une sorte de carapace pour ne pas souffrir, pour ne plus avoir mal. Au fil des années et en devenant adultes, nous avons pensé que ces blessures étaient de l'histoire ancienne, de simples histoires d'enfants. Or, nous n'avons fait que camoufler ces blessures, nous avons mis de gros pansements sur des plaies béantes et tant que nous n'acceptons pas de les regarder en face, elles continueront à s'immiscer dans nos vies. Vous avez beau vous dire que c'est de l'histoire ancienne, que vous avez grandi, que ce que vous avez vécu n'était pas grave ou pas si grave, pour l'enfant que vous étiez cela fut dur, et ce quelle que soit l'ampleur de votre vécu. Il n'y a pas de hiérarchisation,

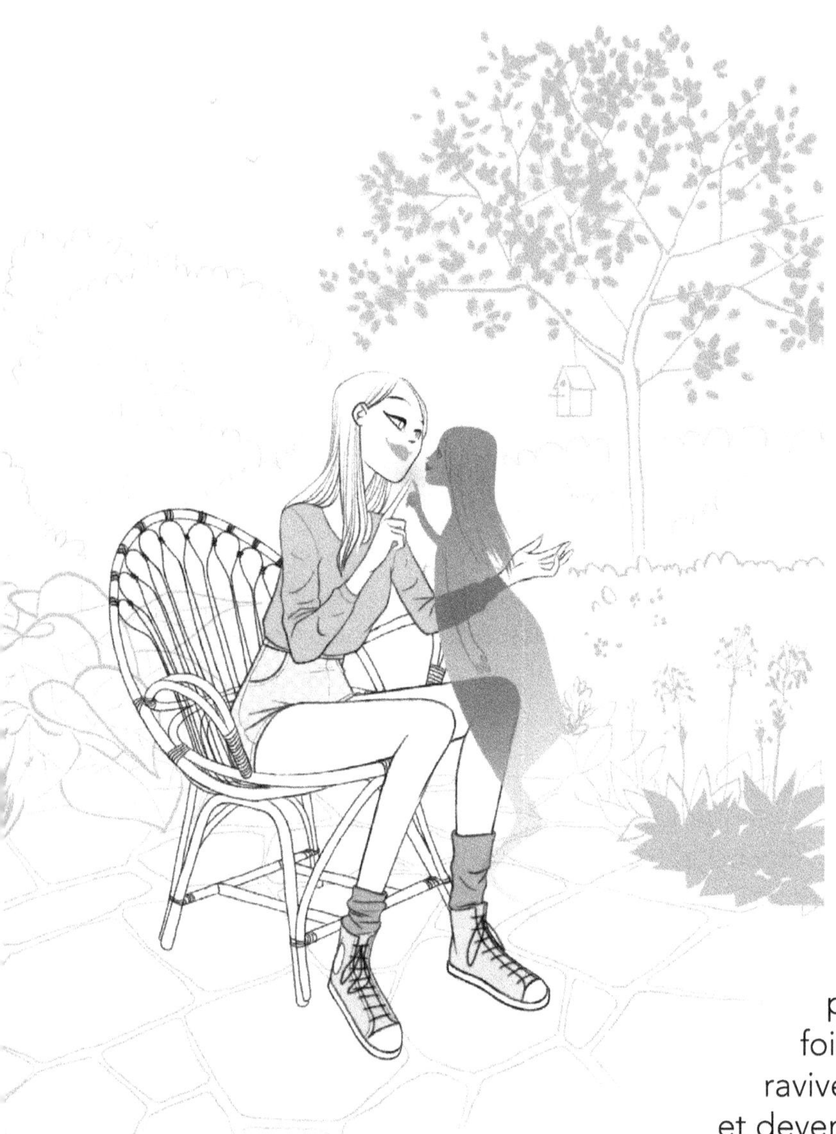

que vous ayez été confrontée au divorce de vos parents, à la mort, à une humiliation en passant au tableau ou au jugement d'un autre enfant sur votre couleur de peau, votre taille ou votre poids : il n'y a pas à se dire : « C'était rien, il y a des gens qui ont vécu des choses beaucoup plus traumatiques. » Oui, effectivement, dans nos têtes d'adultes, nous ne pouvons pas comparer un deuil à une histoire de prof qui vous humilie publique-ment, mais pour un en-fant il en est tout autre. Prenez soin de l'enfant prêt à bondir à chaque fois qu'une expérience vient raviver le souvenir douloureux et devenez le parent bienveillant qu'il mérite. En cas d'émotions fortes, notez bien que c'est l'enfant en vous qui crie ou pleure, de quoi a-t-il be-soin ? Vous pouvez vous imaginer petite et voir quelles images remontent à la surface puis faire un rituel de pardon (voir plus loin) pour libérer le nœud ou encore tout simplement fermer les yeux et vous imaginer faire un câlin à cette petite fille que vous étiez (si vous avez du mal à visualiser, prenez une photo de vous quand vous étiez petite).

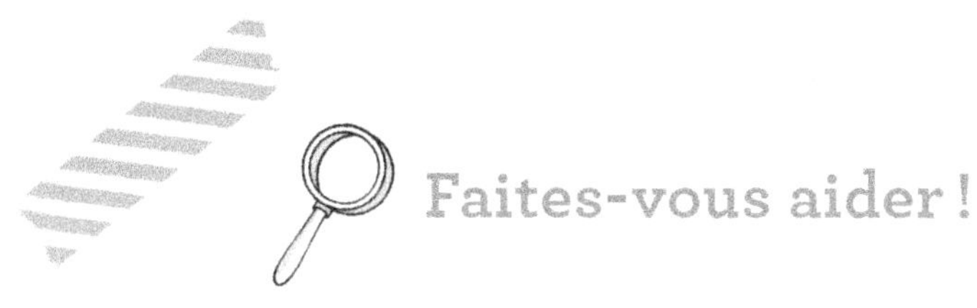

Vous pouvez aussi faire de l'EMDR (*Eyes Movement Desensitization and Reprocessing* – Mouvements oculaires de désensibilisation et de retraitement ; thérapie consistant par des mouvements oculaires à lever la charge émotionnelle liée à un traumatisme passé), de la kinésiologie (qui permet d'aller chercher dans le corps, *via* des tests musculaires, les éventuels blocages, événements douloureux, puis d'en changer la perception), de la constellation familiale (lorsque le nœud vient du noyau familial, à noter que l'on peut travailler en transgénérationnel ici)...

On retrouve aussi l'EFT (*Emotionnal Freedom Technique*), qui consiste à tapoter des points précis sur le visage, le crâne et le haut du corps afin de se libérer d'émotions négatives ancrées. Vous pouvez vous faire accompagner par un praticien mais vous trouverez en ligne de nombreux protocoles à mettre en pratique dès aujourd'hui.

La méthode TIPI ((Technique d'Identification sensorielle des Peurs Inconscientes) vous fait revivre sensoriellement votre peur/trauma/stress pour mieux vous en libérer.

Il y a aussi le décodage biologique, le travail sur les vies antérieures et dans un autre registre, l'iridologie (créée au XIXe s. par un médecin hongrois et permettant, en analysant l'iris d'un individu, de dresser une sorte de bilan de santé et d'approfondir la connaissance de soi).

Pour modifier vos croyances, ce qui fonctionne bien aussi, ce sont l'hypnose et la PNL.

De tout simplement changer vos habitudes pendant une durée d'au moins trois semaines afin d'ancrer vos nouvelles manières de faire ou encore d'être accompagnée par un (bon) coach ou thérapeute énergétique. À ce propos, n'allez pas voir n'importe qui, mieux vaut vous renseigner auprès de personnes de confiance plutôt que de tomber sur un « pseudo » gourou ou un charlatan. Le mieux reste le bouche-à-oreille.

Comment avez-vous été identifiée dans votre famille ? Exemple : je suis l'artiste ou la flemmarde ou la brillante.
Est-ce que cela vous convient ?
Oui, cette croyance m'aide, je la garde.
Non, elle ne me convient pas ou plus.
Notez comment vous seriez si vous n'aviez plus cette croyance.
Écrivez-vous une lettre psychomagique de réintégration de votre potentiel.

La lettre psycho-magique de réintégration de mon potentiel

Après avoir fait ce travail sur vos croyances, mettez-vous au calme. Débranchez votre téléphone, détendez-vous profondément et écrivez cette lettre.

Vous pouvez ensuite la lire à haute voix, puis la brûler ou l'enterrer et planter quelque chose à cet endroit.

« Moi, (notez vos prénom et nom), je décide dès aujourd'hui de me libérer de tous les schémas répétitifs ainsi que des images et identités que mes ancêtres et ascendants ont projetés sur moi. Je me libère du poids du passé et m'autorise à devenir pleinement moi-même. Dès à présent, je m'aime chaque jour davantage et accueille chaque facette de ma personnalité avec amour et bienveillance. »

La liste « Quand j'étais petite »

Listez cinq ou dix choses que vous aimiez lorsque vous étiez enfant :

1. ....

2. ....

3. ....

4. ....

5. ....

6. ....

7. ....

8. ....

9. ....

10. ....

Et maintenant, mettez ces choses, ou en tout cas quelques-unes de ces choses, en pratique.

Continuez à vous émerveiller comme si vous étiez une enfant. Sautez dans les flaques d'eau, montez aux arbres, marchez pieds nus dans l'herbe, riez à gorge déployée, dessinez des marelles, soyez légère !

La lettre au Moi d'aujourd'hui

Cet exercice consiste à vous écrire une lettre à vous-même comme si vous vous adressiez à une personne que vous aimez particulièrement, à cet enfant qui a grandi. Écrivez-lui pour lui dire tout le bien que vous pensez d'elle, tout ce que vous aimez en elle.

Vous pouvez glisser des anecdotes ou demander à vos proches de citer vos cinq plus grandes qualités et intégrer cela dans la lettre.

Achetez un joli papier à lettres ou un beau cahier.

Choisissez un moment de détente et un endroit dans lequel vous vous sentez particulièrement bien. Allumez une bougie, faites-vous couler un bon bain chaud ou, à l'inverse, servez-vous un verre de bon vin dans un joli verre. C'est votre moment, cocoonez-vous de la meilleure manière qui soit. Et bien évidemment, éteignez votre téléphone.

C'est à vous maintenant. Autorisez-vous à être une merveilleuse personne pour vous-même. Si vous y croyez, demandez à être accompagnée par les anges.

Cela peut donner :

« Chère Sylvaine,

Je t'écris pour te dire tout le bien que je pense de toi. J'apprécie particulièrement ta générosité et l'amour que tu transmets tout autour de toi. Tu as toujours su rebondir après des difficultés, j'admire ton courage et ta persévérance. Dans le travail, tu es la collaboratrice idéale, tu sais gérer les urgences tout en conservant ton sens de l'humour qui te permet de prendre du recul. Tu arrives à instiller une bonne ambiance même dans les endroits les moins accueillants (souviens-toi de cette soirée où tu as mis une ambiance d'enfer alors qu'au départ tout le monde s'ennuyait). Même si tu es parfois rebelle et que tu as un caractère bien trempé, conserve ton authenticité, car tu es belle lorsque tu es toi-même. Tu es capable de profiter de la nature, tu es créative et tu sais transmettre aux autres tes passions. Tu m'as appris à m'estimer et à m'aimer chaque jour davantage, et pour cela je t'en remercie. Je ne m'ennuie jamais avec toi car tu as toujours quelque chose à faire, à créer, même si tu sais te poser et profiter de l'instant présent. Ta spiritualité te donne cette assurance et cette grandeur d'âme que tu aimes partager. Tu es d'une nature curieuse et tu as toujours besoin de chercher plus loin que les apparences. Tu ne juges pas les autres, tu les prends tels qu'ils sont, avec respect et bienveillance. Tu arrives à gérer ta vie de famille et ta vie professionnelle, tu es la *wonder woman* des temps modernes. Tu as toujours été extrêmement curieuse ce qui te permet de découvrir des tonnes de nouveaux endroits et de partager tes expériences. Tu es une pro du Trivial Pursuit. Tu fais les lasagnes végétariennes mieux que personne et tu as des cheveux tellement canons ! Sans parler de ton goût si prononcé pour la déco.

Etc., etc., etc.

Je te remercie d'exister, tu es une belle personne.

Et je t'aime !

Moi-même »

Quand vous aurez terminé cette lettre, vous pourrez la ranger dans votre *Love Box* (voir partie 3).

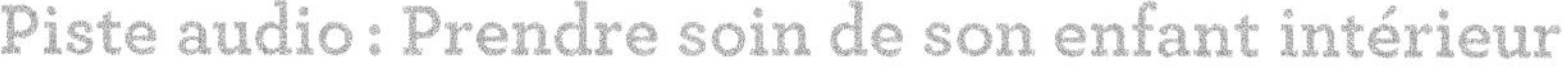

Piste audio : Prendre soin de son enfant intérieur
Allons à la rencontre de votre petite fille intérieure qui ne demande qu'à cheminer joyeusement avec vous !
Vous pourrez retrouver toutes les pistes audio sur mon blog ou sur la chaîne YouTube Lady Montmartre.

Chapitre 9

J'accepte le passé pour être dans le présent

Dans toutes les traditions, il est fait mention de l'instant présent. Pour être heureux, soyons dans l'instant présent. Pour cela, il est bon de méditer, de lâcher prise (le lâcher-prise... ce mot que nous ne réussissons à comprendre que le jour où nous avons atteint ce fameux lâcher-prise). Et il est vrai que lorsque nous nous trouvons dans l'instant présent, tout va bien. C'est le fait de nous projeter dans le futur ou de ressasser le passé qui crée des tensions.

Pour ce qui est du futur, nous avons parfois tendance à espérer, à attendre quelqu'un ou quelque chose. Nous espérons que l'autre nous apporte une solution, que les choses se passent bien, que nous aurons cette bonne nouvelle qui met tant de temps à arriver. Au bout du compte nous focalisons notre attention sur un futur hypothétique, en oubliant le moment présent. Et si ce que nous attendons n'arrive pas, nous sommes déçues. Nous avons ainsi gâché notre passé (en attendant), notre présent (par la déception) et nous gâchons en plus notre futur (en rabâchant la déception).

Et effectivement, seul compte l'instant présent mais, avant d'accéder à cela, il est nécessaire de changer son regard sur son passé. De l'accepter pleinement et de pardonner. Ainsi, le passé peut être transcendé pour accueillir comme il se doit l'instant présent. Car si le « futur » ou plutôt l'attente, le fait de se projeter, nous empêche d'être dans le présent, le passé, lui, peut carrément « pourrir » notre présent. Nous continuons à ressasser de vieilles histoires, de douloureuses mémoires, des croyances héritées de nos parents (voire de nos arrière-arrière-grands-parents pour tout ce qui est transgénérationnel et ne parlons pas de nos mémoires karmiques, bref, de nos vies antérieures pour celles qui y croient) et comme nous continuons à nous balader avec ces « informations », nous créons notre réalité et donc notre présent avec tout ce bordel, ma pauvre Lucette.

Imaginez que vous ayez eu une expérience malheureuse avec un homme étant adolescente ou que votre mère vous ait toujours dit que les hommes étaient tous des salauds. Vous avez intégré la croyance : « Tous les hommes sont des salauds. » Votre réalité/votre présent : vous êtes célib' ou vous n'attirez effectivement que des mecs non fiables (et tout ça juste pour vous conforter dans votre croyance : « Encore un mec qui s'est barré -> car les mecs sont tous des salauds. » Et voilà comment votre croyance se renforce de jour en jour...

Changement de croyance

Pour pouvoir se libérer du passé et ainsi être pleinement dans l'instant présent, vous pouvez modifier vos croyances et pardonner à ceux qui vont ont offensée.

Pour ce qui est des croyances, une technique simple est de lister toutes les croyances que vous avez par rapport à un sujet (essayez d'en noter au moins une dizaine), puis de les contrer en utilisant des affirmations.

Par exemple, sur les hommes :

- *Les hommes sont tous infidèles => Les hommes fidèles existent.*
- *Les hommes sont tous des salauds => Il y a des hommes merveilleux.*
- *Les hommes sont lâches => Les hommes responsables existent.*
- *Les hommes sont des brutes => Il y a beaucoup d'hommes gentils et doux.*

Et sur l'amour de soi :

- *M'aimer va me rendre égocentrique => Plus je m'aime, plus cela fait du bien autour de moi !*
- *M'aimer, c'est compliqué => Chaque jour, je m'aime de plus en plus et la vie est si simple !*

M'aimer

Par exemple : m'aimer, c'est compliqué => m'aimer, c'est simple !

Si je m'aime

Par exemple : si je m'aime, on va me prendre pour une égocentrique
=> plus je m'aime, plus je rayonne !

Pendant quelques semaines, répétez-vous chaque jour les affirmations positives que vous aurez trouvées. Et quand vos croyances seront transformées, vous écrirez naturellement « M'aimer, c'est la plus belle des choses que je peux offrir au monde » et vous verrez que les choses commencent à changer dans votre réalité.

Et vous pouvez faire cela pour tous les sujets. Ainsi, vous voyez où vous en êtes et ce que vous avez à transformer.

Et voici une petite liste d'affirmations que vous pourrez noter sur un Post-it® et coller dans votre salle de bain… :

- « Ma vie est de plus en plus fluide. »
- « J'attire à moi les opportunités. »
- « Je suis maître de mes choix. »
- « Je choisis facilement. »
- « J'écoute mon intuition. »
- « Chaque jour, je m'aime de plus en plus. »
- « L'univers m'envoie tout ce dont j'ai besoin pour très bien vivre. »
- « J'ai le droit d'être heureuse et je suis heureuse. »
- « Je réceptionne chaque jour des cadeaux de l'univers. »
- « Toutes mes démarches sont facilitées à tous niveaux que ce soit. »
- « Je crois aux miracles. »

Chapitre 10

Je pardonne... enfin !

Tant que l'on ne pardonne pas à ceux qui nous ont fait du mal, nous continuons à souffrir des années plus tard et à porter ce fardeau. C'est la double peine. La seule manière d'être en paix et de se libérer est de pardonner. Pardonner ne veut pas dire oublier (ce serait du déni), mais c'est ôter la charge émotionnelle et nous libérer. Tant que nous ne pardonnons pas, nous restons liées énergétiquement au « bourreau ».

Il existe beaucoup de rituels sur le pardon mais en voici un très simple, que vous pourrez faire chez vous, seule.

La lettre du pardon

Mettez-vous au calme, prenez une feuille et écrivez une lettre à la personne qui vous a blessée. (Vous ne l'enverrez pas, donc lâchez-vous.) Dites-lui tout ce que vous avez sur le cœur, toute la souffrance que cela a engendré, faites jaillir toutes vos émotions. Puis quand vous avez tout écrit, levez-vous, faites quelques pas et répétez plusieurs fois :

« Aidez-moi à trouver le chemin du pardon et à pardonner. Aidez-moi à me libérer par ce pardon. »

Et quand vous sentez que vous êtes prête à pardonner (peut-être quelques heures ou jours plus tard), reprenez votre feuille et écrivez :

« À partir de cet instant, je te pardonne, toi, ... (nommez la personne qui vous a blessée). Je te rends ta liberté et je reprends la mienne. Je me libère totalement de tous les programmes et vieilles mémoires liés à cet (ou à ces) événement(s) passé(s) et je suis libre. Je te pardonne, je te pardonne, je te pardonne et j'accepte par la présente de me pardonner à mon tour. »

Quand ce travail est terminé, laissez la lettre une nuit (à côté de votre lit) ou une journée (dans votre sac ou sur vous) en ayant vraiment l'intention de faire agir votre pardon, puis brûlez-la en récitant les mots suivants :

« Avec l'aide de cette flamme, je te pardonne et te libère comme je me pardonne et me libère moi-même. Je m'autorise dès maintenant à vivre dans la joie, la paix et l'amour. Merci. Qu'il en soit ainsi. »

Le rituel Ho'oponopono

Le Ho'oponopono, venu d'Hawaï, est une tradition ancestrale visant le pardon et la réconciliation au sein des tribus. Initialement, en cas de situations conflictuelles, le chamane réunissait le ou les villages et les gens parlaient de leur problème puis se pardonnaient. Tant que tout le monde n'avait pas pardonné, la séance se poursuivait, pouvant d'ailleurs aller jusqu'à un ou deux jours. Grâce à ce rituel, chacun pouvait repartir libéré et en paix.

En 1976, une guérisseuse hawaïenne, Morrnah Nalamaku Simeona, modernisa cette pratique pour la rendre accessible à tous. Elle en fit un outil de développement personnel pour nettoyer nos vieilles mémoires, nos croyances limitantes, nos situations conflictuelles, pardonner, nous pardonner et ainsi être en paix.

Le Ho'oponopono part de deux postulats :

1. Nous ne sommes plus des victimes.

2. Nous sommes créateurs de nos vies.

Comme nous avons créé le conflit, la situation négative, l'émotion négative en nous-mêmes… nous pouvons la dé-créer en y mettant une énergie de pardon et d'amour. Le Ho'oponopono permet de rétablir l'amour et la paix en nous.

En demandant que les mémoires erronées et les croyances limitantes que nous portons dans notre inconscient soient effacées, la réalité va changer ou notre perception de celle-ci va changer.

Plusieurs choses sont à intégrer avant de vous lancer :

- N'ayez pas d'attente, soyez dans le détachement en faisant ce procédé. Vous ne pouvez pas demander en amont : « Je vais faire le ho'oponopono pour recevoir telle chose, faire revenir mon mec ou faire sortir cette personne de ma vie. »

- Faites le rituel pour vous, pas pour les autres. Tout vient de vous. Vous êtes créatrice de ce qui se passe dans votre vie à 100 %. Prenez conscience que tout est à l'intérieur. Ce que vous voyez, les situations qui se produisent dans votre vie, au même titre que les conflits ne sont que la projection à l'extérieur du conflit que vous vivez à l'intérieur de vous. Quand le conflit, la situation ou l'émotion négative arrive, remerciez-la car elle est juste là pour que vous puissiez prendre conscience du fait que vous avez quelque chose à guérir à l'intérieur de vous.

Ainsi, lorsque vous rencontrez une situation qui génère en vous une pensée ou une émotion négative ou encore lorsque vous entretenez du ressentiment envers autrui, répétez ces quatre « mots vibrations » :

Pardon
Je suis désolée

Merci
Je t'aime

Sous-entendu :

... désolée (désolée d'avoir créé cette situation)

Pardon (je demande [et me] demande pardon)

Merci (merci à la vie de m'avoir montré cette situation. Merci car cela m'a permis de voir que j'avais une mémoire à effacer, que j'avais un aspect de moi-même à regarder en face, etc.)

Je t'aime (et j'envoie et je m'envoie plein d'amour)

Répétez-vous ces quatre mots en boucle jusqu'à ce que vous ne ressentiez plus la charge émotionnelle négative, et qu'au contraire émerge la paix intérieure.

Vous verrez que les choses auront évolué. Vous verrez le « conflit initial » sous un autre jour en ayant pris davantage de recul. Et peut-être que l'événement ayant généré du conflit n'existera tout simplement plus (comme si la ligne temporelle avait bougé, comme s'il n'avait jamais existé).

Par exemple, vous venez de vous brouiller avec Priscilla (elle n'arrête pas la bougresse !) car vous avez le sentiment qu'elle vous utilise, que vous êtes toujours là pour elle mais que lorsque vous en avez besoin, elle n'est pas là et cela vous met très en colère.

Vous avez le choix : vous pouvez d'un côté ressasser pendant des jours ce qui s'est produit. C'est le moment où nous faisons souvent le plus preuve de mauvaise foi en allant chercher des « témoins », des personnes qui vont rentrer dans notre jeu et nous diront « Mais tu as tout à fait raison, le comportement de Priscilla est intolérable »… Mais bien évidemment, qui n'entend qu'un son, n'entend qu'une cloche. Plus vous allez rester « dans » l'histoire et la ressasser, plus votre colère va se raviver et prendre de l'ampleur. C'est toujours le concept de champ électromagnétique. Votre émotion, la colère, générant du magnétisme, va vous entourer de plus en plus fortement. Cette histoire devient obsédante et vous tournez en boucle. Ou alors, vous faites sincèrement un Ho'oponopono et répétez :

Pardon
Je suis désolée

Je te remercie
Je t'aime

Si, dès le départ, vous vous posez et regardez l'histoire en face en pratiquant le Ho'oponopono, petit à petit, votre colère va s'apaiser et vous remercierez votre amie, peut-être pas « réellement » mais vous la remercierez tout de même car grâce à elle, vous aurez pris conscience d'une vieille mémoire à nettoyer, d'un de vos comportements répétitifs, d'une vieille blessure qui n'était pas guérie. Dans l'exemple présent, le fait que vous ne vous sentez pas reconnue à votre juste valeur ou encore que vous préférez donner aux autres sans accepter de recevoir peut-être ? Donc vous jugez Priscilla de ne jamais être là pour vous alors que c'est vous qui causez cela. Vous trouvez que vous lui donnez trop mais lui avez-vous demandé si elle voulait recevoir votre aide ? Par ailleurs, sachez que plus vous donnez, moins vous lui offrez d'espace... Donc, si vous la jugez responsable, sachez que vous l'êtes aussi.

Et quand vous aurez fait remonter à la conscience cette affirmation, vous pourrez regarder avec bienveillance votre besoin de reconnaissance et/ou votre schéma de ne jamais laisser d'espace à l'autre et pourrez le transformer pour enfin être plus en paix.

Votre amie n'est pas responsable de votre colère, c'est le conflit que vous entretenez à l'intérieur de vous qui l'est. Nous sommes responsables de tout ce qui nous arrive et chaque conflit qui se trouve sur notre chemin n'est que le miroir extérieur du conflit que l'on porte à l'intérieur de nous-mêmes.

Et c'est pareil pour tout : nous avons l'impression d'être jugées car nous nous jugeons nous-mêmes. Nous sommes en proie à la violence car nous vivons de la violence en nous. Nous sommes confrontées à des situations de détresse car la tristesse est en nous.

Pardon
Je suis désolée

Merci
Je t'aime

Le Ho'oponopono est une manière de vivre, ce n'est pas juste un nouvel outil de développement personnel, c'est apprendre à vivre en conscience. En étant profondément conscient que nous créons notre réalité et donc que nous avons le pouvoir de choisir entre alimenter nos conflits intérieurs ou la paix du cœur. Quand nous sommes en paix avec nous-mêmes, nous attirons la paix autour de nous.

Mon conseil de lecture

Ho'oponopono, le secret des guérisseurs Hawaïens, de Maria-Elisa Hurtado-Graciet et Luc Bodin (éditions Jouvence, 2011).

Vous trouverez de nombreux ouvrages sur le Ho'oponopono qui est plus une manière d'être qu'une nouvelle technique de développement personnel. Cela vous aidera à reprendre votre responsabilité tout en acceptant ce qui doit être. L'art du lâcher-prise. Vous pouvez aussi regarder les vidéos du docteur Luc Bodin sur YouTube.

Chapitre 11

J'accueille mes émotions

À moins que vous n'ayez grandi dans une famille où l'expression des émotions était quelque chose d'intégré et de normal, vous pouvez avoir du mal à accepter toutes ces émotions qui vous submergent parfois. La joie, le ravissement, le soulagement, c'est facile (et encore pas pour tout le monde), mais que faire en cas de colère, de tristesse, d'anxiété, de dépression, de culpabilité, d'épuisement, de dégoût, d'envie, de culpabilité ?

La plupart du temps, quand ces émotions « négatives » nous submergent, nous avons plutôt envie de nous planquer, de ne pas les regarder ou à l'inverse de les affronter violemment (« Je ne veux pas faire couler de larmes, je suis plus forte que ça » ou « Je n'ai pas le droit de faire sortir cette colère si violente alors je vais manger et me remplir à la place »). En tout cas nous tentons de faire ce qui est en notre pouvoir pour qu'elles ne viennent plus nous déranger. Car nous en avons peur : « Que va-t-il se passer si je laisse vraiment exploser ma colère ? », « Si je laisse se déverser toute ma tristesse, j'ai peur de devenir dépressive », « Si je montre mes émotions, les gens vont savoir qui je suis réellement et j'ai peur d'être à leur merci ». Nous voyons vite que derrière toutes ces émotions, se cache quelque chose de bien plus vaste, votre authenticité, votre fragilité, votre humanité.

Mais nous avons grandi dans une société où montrer ses émotions n'est pas normal. Vous devez être hyperperformante, être mère et sexy en même temps, *working girl* et pro de la popotte, faire la bouffe pour toute la famille et faire quatre heures de sport par semaine pour garder la ligne et surtout ne jamais au grand jamais montrer de signe de faiblesse. Pleurer ? *No way.* Crier ? Surtout pas. Taper du poing sur la table ? Je n'ai pas douze ans. Bref, assumer, assurer mais ne surtout pas montrer que nous sommes en proie à nos émotions. Alors on les cache, on les noie dans l'alcool, la clope, la bouffe, le sport à outrance, la drogue, les tics et les manies en tout genre, le sexe, l'arrachage de cheveux ou encore d'ongles.

Mais en agissant ainsi, on perd notre humanité et notre identité car nous nous coupons d'une part de nous et nous refusons de montrer cette part à l'autre de peur d'être jugée.

Une émotion ça ne se gère pas, ça s'accueille. Il est possible de « gérer » le stress mais gérer une émotion équivaut à ne pas la laisser s'exprimer. Or, quand l'émotion arrive, c'est qu'elle a quelque chose d'important à vous dire.

N'ayez pas peur de traverser vos émotions, de les accueillir. Vous avez le droit de rire, de pleurer, de ressentir de l'angoisse… Une émotion n'arrive jamais juste comme ça, elle a un message à vous délivrer, un cadeau à vous offrir.

Aussi une émotion n'est en fait jamais négative, elle est là comme une sorte de *back-up*, un signal d'alarme qui se déclenche pour vous dire « Eh, ma biche, quelque chose ne va pas, pose-toi deux secondes et regarde-moi en face parce que si tu n'écoutes pas ce que j'ai à te dire, je viendrai taper plus fort la prochaine fois ». Ce à quoi l'on résiste, persiste, alors si vous préférez rester encore trente ans à faire l'autruche, libre à vous, mais pour ma part, j'ai choisi. Cela n'a pas été simple mais maintenant, j'accepte de pleurer devant les gens, de ressentir des sentiments, d'extérioriser mes émotions sans les refouler. J'ai fait tomber une partie de la carapace et je peux vous dire que cela fait du bien à vous-même et aux autres.

Quand vous plongez dans votre émotion, quand vous la laissez exister, vous découvrez votre authenticité et accueillez le plus beau des messages : vous êtes. Tout simplement, *vous êtes*.

Car dès que vous plongez dans l'émotion, profondément et sincèrement, vous découvrez qui vous êtes vraiment. Un être spirituel venu faire une expérience humaine comme le disait Teilhard de Chardin. Et il n'y a plus rien à craindre, vous êtes en sécurité partout car *vous ÊTES*.

La tristesse, les larmes sont là pour nettoyer et accueillir le renouveau.

L'angoisse est le messager de notre intuition pour nous dire que nous prenons le mauvais chemin.

La colère nous dit que l'un de nos besoins est en train d'être bafoué.

La culpabilité nous dit que nous conservons une loyauté inconsciente dont nous ne voulons plus.

Quant à la peur, elle n'existe que dans votre tête. Préférez-lui l'amour et la confiance en la vie.

Aussi dès que vous ressentez une émotion, ne tentez pas de la fuir, accepter qu'elle émerge et écoutez ce qu'elle a à vous dire. Lorsque vous arrivez à mettre des mots sur votre émotion et que vous comprenez le besoin qui lui est associé, elle s'estompe petit à petit.

Après quoi, la méditation et la relaxation pourront aussi vous aider. La méditation nous apprend, entre autres, à nous détacher de nos pensées, à accueillir nos émotions et à les regarder comme si nous étions spectatrices de celles-ci ce qui permet de prendre davantage de recul et d'être plus ouvertes aux idées et aux solutions.

La cohérence cardiaque, *késako* ?

La cohérence cardiaque, ou respiration 365, est issue de la recherche médicale en neurosciences et neurobiologie. Elle s'applique à la prévention et à la diminution de nombreux maux (maladies cardiovasculaires, gestion du stress, troubles addictifs, etc.) et permet aussi, grâce à une pratique régulière, d'améliorer votre intuition, d'accroître votre champ de conscience et de diminuer vos angoisses.

Le cœur accélère et ralentit à chaque seconde, s'adaptant ainsi instantanément à votre environnement, à vos émotions et aux données transmises par votre cerveau. Pour augmenter l'adaptation du système nerveux autonome aux changements et au stress, le cerveau et le cœur peuvent être mis en cohérence pour retrouver un équilibre. La cohérence cardiaque s'acquiert de manière naturelle lorsque vous ressentez des émotions positives, mais il est aussi possible de reprendre le contrôle grâce à la respiration. Le cœur se met alors en résonance avec la respiration profonde et non plus avec le chaos environnant.

Comment faire ? Trois fois par jour, six respirations par minute (soit six inspirations par le nez et six expirations par la bouche) pendant cinq minutes, 365 jours par an. Bien évidemment, respirez en gonflant votre abdomen et non votre poitrine !

À quels moments ? Une séance au lever, elle augmente la capacité de réflexion et le processus de décision. Une séance avant le déjeuner (ou quatre heures après la première séance). Une séance au milieu ou à la fin de l'après-midi, qui vous aidera notamment à trouver un sommeil réparateur.

La méditation

Voici le Graal pour apprendre à apaiser, à faire taire ce mental qui vous balade comme une marionnette : en Maître Yoda, tu te transformeras et Bouddha tu deviendras. *Om Shanti Om !*

Alors bien évidemment, si vous n'avez jamais médité, n'attendez pas d'être en plein Radio Fréquence *Loose* pour vous y mettre.

J'aimerais préciser ici qu'il y a autant de façons de méditer qu'il y a d'êtres humains. Il n'est pas obligatoire de vous retrouver le fessier sur un petit coussin cousu d'un OM en sanskrit après avoir revêtu une tunique moche en coton bio. Méditer, c'est juste être présente à soi-même. Être à 100 % dans l'instant présent, accéder à un état modifié de conscience en laissant les pensées passer sans s'accrocher à elles. Votre cerveau passe en ondes alpha (il est en ondes beta lorsque nous avons les yeux ouverts et sommes dans l'action, theta quand nous sommes en phase de sommeil léger, et delta quand nous sommes en phase de sommeil très profond). En onde alpha, les deux hémisphères cérébraux fonctionnent au diapason, notre mental est calme, tout comme nos états émotionnels et les idées fusent davantage. Nous sommes connectés à notre intuition, à notre *soi*.

Vous pouvez méditer en faisant la vaisselle, en marchant, en mangeant, en travaillant. Méditer, c'est agir (ou non agir) « en conscience ». C'est accueillir le divin en nous.

Pour ma part, je médite tous les jours pendant une heure, mais sachez que dix minutes par jour se révèlent déjà extrêmement bénéfiques.

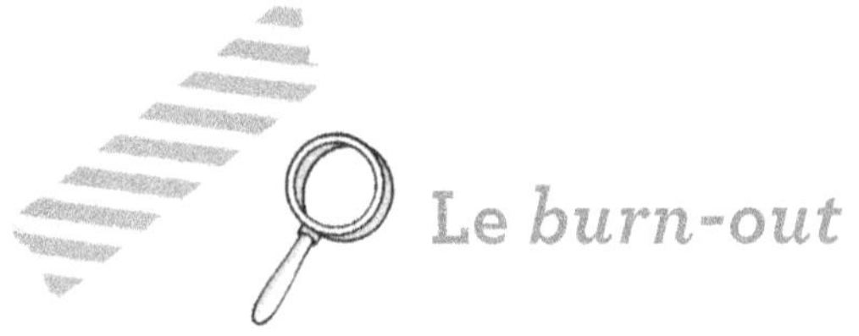

Le *burn-out*

Quand vous vous retrouvez dans l'œil du cyclone, cela est d'une grande violence mais vous vous apercevrez que, passé les mois d'épreuve, le *burn-out* était en fait un beau cadeau.

Le *burn-out* intervient quand vous n'êtes pas ou plus alignée avec qui vous êtes vraiment et c'est pourquoi il intervient dans le cadre du travail. C'est comme si votre âme voulait changer, mais que votre mental tentait par tous les stratagèmes de tenir bon et au bout de quelque temps, la situation craque et tout fout le camp. Impossible de retourner au boulot, d'ailleurs vous vous demandez même comment vous allez pouvoir y retourner un jour. Vous ne vous reconnaissez plus entre les attaques de panique et les moments de grande tristesse. Toutes vos émotions affluent à nouveau et vous n'arrivez plus à les gérer (vous les avez contrôlées depuis tellement longtemps qu'elles débordent).

Alors oui, vous irez bientôt mieux et même bien mieux qu'avant de faire votre *burn-out* car vous aurez accepté votre authenticité, vous aurez accepté de prendre soin de vos besoins, vous aurez pris conscience de vos véritables priorités et votre vie aura davantage de saveurs. La plupart des gens qui ont fait un *burn-out* changent radicalement de voie, pour les autres, ceux qui restent dans leur ancien secteur d'activité, ils ajoutent une activité bénévole, changent leurs horaires, leur manière d'appréhender leur travail.

Le *burn-out* est la « méthode dure » pour se reconnecter à soi mais s'il intervient dans votre vie, c'est pour vous faire changer, en mieux. Alors si cela vous arrive, faites-vous accompagner et n'oubliez pas que « c'est au plus noir des cieux que germent les aurores » (proverbe indien).

Les coups durs, les obstacles, les freins sont des enseignements, ils ne sont là que pour nous faire évoluer et nous rendre meilleurs. Certaines leçons sont plus dures que d'autres mais toutes sont, au final, bénéfiques. Et tout finit toujours par s'arranger.

« Tout ira bien à la fin et si cela ne va pas bien, c'est que ce n'est pas la fin ! » (John Lennon ou *Indian Palace 2*... Tout est une question de point de vue).

Chapitre 12

Je m'autorise à rêver !

Lorsque vous étiez enfant, vous réussissiez à vous inventer des personnages, vous vous autorisiez à grimper aux arbres, vous vous émerveilliez d'un rien, vous vouliez devenir archéologue, dresseur de coccinelles, pilote d'avion ou docteur pour peluches. Mais en grandissant, vous avez commencé à taire ces rêves, à oublier de marcher pieds nus dans l'herbe ou à sauter dans les flaques d'eau car la société vous demandait de vous conformer pour mieux entrer dans son moule. La chasseuse de licornes a finalement fait des études de com' et est sous-payée en agence de publicité, l'aventurière qui passait son temps dans les champs est devenue introvertie et passe ses vacances en club, et la créatrice d'histoires sur les fantômes a oublié sa vocation pour devenir financière.

Et, petit à petit, vous avez oublié ce qui fait votre essence. Et c'est là que vous commencez à devenir nostalgique (de quoi ? Vous ne savez pas vraiment, c'est un sentiment diffus) et à vous juger. Car au fond de vous, vous savez très bien qui vous avez envie d'être et ce que vous aimeriez réellement faire. Et c'est ce décalage entre la personne que vous êtes devenue et celle que vous aimeriez faire ressurgir qui engendre parfois ce manque d'amour de soi. Pour retrouver le chemin de qui vous êtes et vous connecter à votre âme, autorisez-vous à rêver. Beaucoup de personnes se bloquent là-dessus car elles pensent, à tort, que si elles se mettent à rêver, elles risquent de tomber de haut. Elles se tiennent ce type de discours : « Ce n'est pas possible », « Les rêves, c'est pour les idéalistes », « Tu rêves complètement, cela ne marchera jamais », « Et si je change et que cela ne me plaît pas ? », « Et si j'échoue ? ». Et si, et si, et si…

Pourtant, je vous assure que vous autoriser à nouveau à rêver, c'est faire en sorte que ces rêves deviennent réalité. Tout commence par un rêve, tout se crée d'abord dans l'imaginaire, dans cet espace où l'on se dit « Et après tout, pourquoi pas ? » Car oui, vous pouvez tout faire, vous pouvez devenir la personne que vous avez toujours été, là, au fond de vous, la nana extraordinaire, la déesse qui ne demande qu'à se libérer, qu'à sortir du moule qui est bien trop petit pour vous.

Vous êtes libre, osez libérer la déesse !

Ne vous forcez plus à faire ce que vous ne voulez pas faire

Lorsque vous avez passé de nombreuses années à faire ce que tout le monde attendait de vous, vous avez fini par croire que c'était votre rôle principal et, petit à petit, vous avez intégré le précepte erroné : les autres doivent passer avant moi sinon on va me prendre pour quelqu'un d'égocentrique. Faux, archifaux, et vous allez voir que d'ici quelques jours, vous serez transformée. Dès maintenant apprenez à dire : « Je n'ai pas envie. Non ! *No way !* Même pas en rêve ! Tu peux te brosser Martine ! »

Aussi, dès que l'on vous propose quelque chose, si cela ne vous plaît pas à 100 %, refusez ! « Tu peux venir m'aider à déménager samedi ? C'est à 9 h, à Évry. » Réponse : « *No way !* Même pas en rêve ! Tu peux te brosser Martine ! » (oui, dans certains cas vous avez la possibilité de mixer plusieurs réponses). Mais vous pouvez tout simplement lui dire « Non, je ne peux pas » sans vous justifier. Oui, c'est très important : vous n'êtes pas obligée de vous justifier. Si cela vous plaît à 90 %, demandez-vous comment faire pour faire en sorte que cela se transforme en 100 %. Une amie vous propose de passer le samedi à la campagne au bord d'une superbe piscine (jusque-là, c'est idéal) mais vous devez vous taper une heure trente de RER et ça, c'est beaucoup moins fun. Que faire ? Et bien que voulez-vous ? Que quelqu'un vous y emmène en voiture ? Eh bien, c'est magique, demandez-le à votre amie. Vous verrez que dans 98 % des cas, une solution idéale se présentera. Je le répète : *vous n'êtes pas obligée de vous taper les plans loose.* Cela ne sera pas simple au début mais vos progrès seront tellement impressionnants (et surtout, puisque vous vous rendrez compte que c'est simple, que cela vous fait du bien et que personne ne vous en veut) que vous allez intégrer ce principe en moins de deux !

Apprenez à savoir ce dont vous avez envie

Après avoir réussi avec succès la première étape, vous allez petit à petit entrer dans le vif du sujet : l'étape n° 2 ou comment savoir ce dont vous avez envie ! Eh oui ! Car au bout d'un certain temps d'oubli de vous-même et de oui, oui, oui à tout, vous pouvez avoir zappé ce qui fait votre essence. Donc pour vous réapproprier cette capacité, faites-vous de temps en temps la journée « Je vire ma *to-do list* ». Donc, comme son nom l'indique, ne programmez *rien* à l'avance, pas de soirée, pas de ciné, pas d'énorme bouquin et, pour corser le tout... pas d'Internet, pas de Facebook, Instagram, Messenger, Snapchat et pas de smartphone non plus... Vous allez donc être obligée de vous écouter, de ressentir ce qui vous ferait du bien sur l'instant ! Waouh ! Tout au long de cette journée, demandez-vous : « De quoi ai-je envie là maintenant ? » Peut-être que ce sera de faire une balade. Puis pendant cette balade, demandez-vous encore : « De quoi ai-je envie maintenant ? » « Tourner à gauche ? à droite ? Aller dans un parc ? », etc. Note non négligeable : interdiction d'appeler un ou une ami(e) si vous vous ennuyez. Au contraire, restez seule face à ce vide et demandez-vous à nouveau : « De quoi ai-je envie maintenant ? De dormir ? De dessiner ? D'écrire ? De bricoler ? »

Essayez de vous octroyer ce type de journée plusieurs fois par mois. Vous apprendrez à davantage vous écouter et vous vous connaîtrez mieux. C'est dans ces moments de soi-disant vide que l'inspiration et la création pourront jaillir. Plonger dans ce vide, c'est plonger dans la plus belle partie de vous, votre unicité.

Lâchez-vous et notez tout ce qui vous passe par la tête, autorisez-vous à vous remettre à rêver. Pendant des années, on vous a fait croire qu'il fallait être raisonnable, surtout ne pas voir grand, ne pas rêver car ce n'était soi-disant pas réaliste. C'est fini tout ça. C'est grâce à vos rêves que vous déplacerez des montagnes. Et pour accéder aux rêves, le premier pas, c'est de s'aimer.

Alors, en avant, complétez ces phrases et en avant !

• Si je m'aimais de manière inconditionnelle et que tout était possible, je ferais :

....

....

• Si je m'aimais de manière inconditionnelle et que tout était possible, je serais :

....

....

• Si je m'aimais de manière inconditionnelle et que tout était possible, j'aurais :

....

....

• Si je m'aimais de manière inconditionnelle et que tout était possible, je m'habillerais :

....

....

• Si je m'aimais de manière inconditionnelle et que tout était possible, je me lancerais dans :

....

....

• Si je m'aimais de manière inconditionnelle et que tout était possible, je m'autoriserais à :

....

....

• Si je m'aimais de manière inconditionnelle et que tout était possible, je m'inscrirais à :

....

....

• Si je m'aimais de manière inconditionnelle et que tout était possible, je pourrais :

....

....

• Si je n'avais pas peur, je :

....

....

• Si j'étais sûre de réussir, je :

....

....

Faire une liste de 100 choses (et non une de seulement 10 ou 20 éléments) va vous permettre de noter autant les grandes choses que les petites (ce sont souvent celles qui engendrent le plus de bonheur), mais cela va surtout vous obliger à aller puiser dans vos envies profondes. Dans ce que l'on pourrait appeler les besoins de votre Moi intérieur. Une liste longue vous demandera de chercher au-delà de l'Avoir (être mince, avoir un bel appartement…) et du Faire (aller au Japon, faire un métier qui me plaît…) pour aller dans l'Être (sourire, aider, contribuer, être présente, évoluer, rayonner, etc.). L'idée est surtout de vous permettre de relancer votre capacité à rêver et de vous questionner sur ce qui est important pour vous.

Pour la rédiger, prenez cet exercice comme un jeu et mettez de côté les aspects logistique et rationnel. À bas la Radio Fréquence *Loose* qui vous balance son « Non, mais tu rêves ma pauvre Lucette ?!! »

Prenez une belle feuille A3, une toile ou un beau cahier et listez ces 100 choses sans vous soucier de la hiérarchisation. Vous vous souviendrez d'ailleurs peut-être de quelque chose que vous rêviez de faire étant petite mais que vous avez mis de côté… Il est encore temps de réaliser ce rêve d'enfant ! Vous pourrez ensuite accrocher cette liste au mur ou la mettre dans votre table de nuit. Et regardez-la seulement trois ou quatre fois par an. Vous pourrez barrer ce que vous avez réalisé et cela vous permettra, dans les moments de doute ou de découragement, de visualiser immédiatement les choses que vous avez déjà mises en place… et de vous féliciter !

Alors à vos stylos, craies et crayons de couleurs !

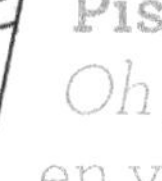

Piste audio : Je suis une déesse !
Oh yeah Baby ! C'est parti pour une reconnexion avec la déesse en vous, attachez votre ceinture, installez-vous confortablement et profitez du voyage.
Vous pourrez retrouver toutes les pistes audio sur mon blog ou sur la chaîne YouTube Lady Montmartre.

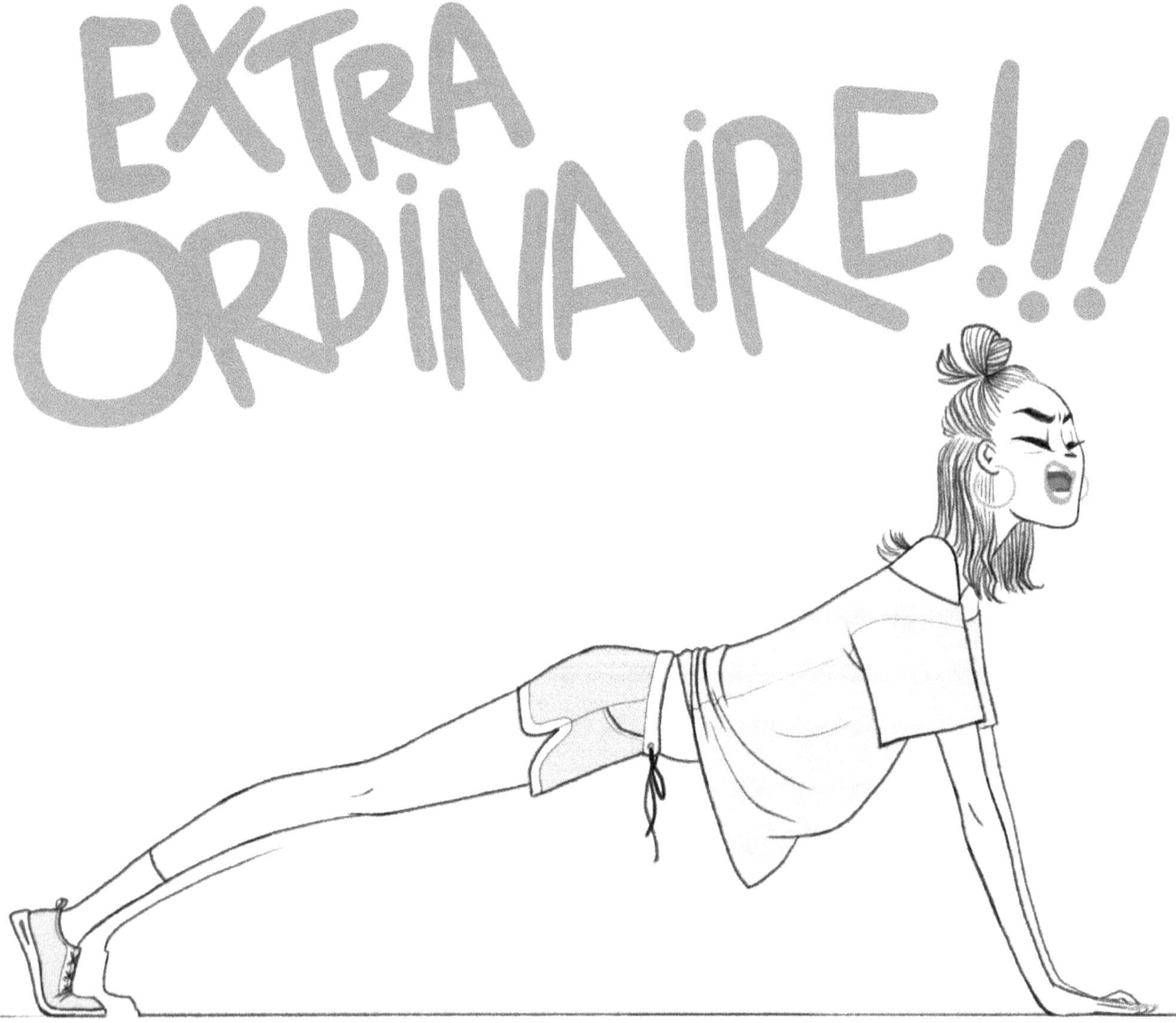

JE...
SUIS...
UNE... NANAAA...
EXTRA
ORDINAIRE!!!

Partie 3

Le jeu de l'amour de soi : 21 jours pour s'aimer !

Pendant trois semaines, je vous propose de changer quelques-unes de vos habitudes pour que vous puissiez vous aimer chaque jour davantage.

Comment faire ? C'est très simple !

Vous allez avoir des actions à faire de manière quotidienne, puis d'autres à mettre en place au fil des jours.

Pour le reste, et bien vous allez suivre le jeu de l'amour de soi (en partie 3) et mettre chaque jour en pratique un de ces challenges. Si vous accomplissez l'expérience du jour, vous pouvez passer à la case suivante, sinon tentez à nouveau jusqu'à ce que vous réussissiez.

Vous pourrez utiliser un bloc-notes pour noter chaque soir ce que vous avez ressenti en réalisant le défi du jour. Ce que cela vous a apporté en matière d'amour de soi. Vous êtes-vous sentie mieux ? Vous noterez aussi s'il y a eu de drôles de coïncidences...

Le *Happy Morning*

- **Étirez-vous** comme un chat.

- **Faites-vous un bisou** (sur l'épaule, le genou, le bras, les mains) si vous êtes seule, sinon faites un câlin à votre homme (ou votre femme).

- **Souriez !** Quand vous êtes heureuse, vous souriez n'est-ce pas ? Votre cerveau a intégré le fait que sourire = joie. Eh bien, les neurosciences ont prouvé que vous pouvez « tromper » votre cerveau et lui envoyer le signal « Je suis en joie » rien qu'en souriant, et même si vous ne l'étiez pas quelques minutes auparavant. Faites le test, là, maintenant, tout de suite : prenez une bonne respiration et *souriez*. Vous notez une différence ?

- **Pensez que cette journée va être merveilleuse** (car elle va l'être !).

- Pour les *warriors*, commencez par un peu de yoga, un *footing* ou une tout autre **activité sportive**.

- **En vous douchant**, prenez conscience de chaque partie de votre corps. Il est parfait quelle que soit votre morphologie. Fermez les yeux et imaginez que l'eau a une belle couleur dorée et qu'elle vient vous purifier et vous ré-énergiser.

- **Faites-vous un bon petit déj'**, avec amour, en vous disant que tous ces aliments vont faire du bien à votre corps. Pour ma part, je me fais un mix avec des flocons d'avoine, des graines de chia, de lin, de sésame et de courge, une cuillerée d'huile de noix de coco et un fruit. Un peu de lait d'amande, une pincée de cannelle, et c'est super bon ! (Et parfois ma jumelle maléfique prend possession de mon corps – comme dirait Déesse Foresti – et je dévalise tout ce qui a plus de 1 000 calories aux 10 g. Vitamine Q *Spirit* !)

- **À bas les régimes !** Chaque printemps, nous avons droit à un florilège de cures d'amincissement pleines de promesses : « perdez 5 kg sans vous priver » ; « ne mangez qu'avec votre fourchette (*Forking*) » ; « ne consommez que des aliments verts, ou des graines » ; « comment les starlettes américaines perdent du poids » (et leur QI avec...) ; « découvrez le régime préhistorique, le régime Dukan » (où comment se faire attaquer par des bâtonnets de petits Coraya), etc. Nous aurons bientôt droit à un « Si t'as faim, mange tes mains ! »...

Cessons le massacre, stoppons le marketing et réapprenons à prendre soin de nous ! Les régimes ne servent qu'à grossir davantage après nous être privées pendant des semaines/mois... avant de reprendre un nouveau régime. C'est un peu comme un programme de fidélisation clients, le programme de la World Slim Company ! Nous avons toutes nos complexes, faites un petit sondage autour de vous, même la nana mince se trouve trop grosse. Effectivement, nous avons d'abord envie de lui envoyer un petit stock de nos kilos en trop directement sur la culotte de cheval qu'elle n'a pas. Mais je vous assure, cette fille aussi est complexée. Partant de ce postulat, pourquoi chercher à nous affamer à tout prix ? Si vous pensez vraiment vous sentir mieux dans votre corps après avoir perdu quelques kilos, alors mettez-vous au sport et mangez de manière équilibrée. Mais ne cherchez pas à coller à une norme qui n'existe pas (même les mannequins dans les magazines sont retouchées), ni à tenter de maigrir pour faire plaisir à quelqu'un et surtout pas en mettant votre santé en danger avec tous ces régimes stupides. Le but est de vous sentir bien avec vous-même. Mieux vaut être épanouie avec quelques kilos en trop que mince en vous privant de tout et en ne dégageant aucune joie de vivre. Tout est dans l'équilibre et personne ne peut savoir mieux que vous ce qui est bon pour vous. Bien évidemment, il ne faut pas tomber dans l'excès inverse en vous gavant de *junk food*, de coca et de Granola ! Apprenez seulement à vous aimer, vous et l'enveloppe qui vous entoure. Ce corps, c'est le vôtre, vous devez en prendre soin tout en acceptant ses défauts. Certaines personnes grossissent rien qu'en regardant un moelleux au chocolat quand d'autres se gavent sans prendre un gramme. Cela paraît injuste mais c'est votre nature, alors faites avec. Arrêtez de vous comparer à autrui, nous sommes toutes uniques et chacune a sa beauté et ce, quel que soit son âge ou son tour de taille ! Aimez et acceptez votre corps tel qu'il est. À partir du moment où vous serez en phase avec vous-même, vous dégagerez ce petit truc en plus qui vous fera rayonner, et ce, même si vous avez quelques formes généreuses. Quant aux mecs, sachez qu'ils préfèrent se retrouver face à une nana épicurienne (ronde ou non) plutôt qu'aux côtés d'une ayatollah du régime, ne s'alimentant pas et éteignant la lumière de peur que son homme découvre une vergeture qui n'est pourtant présente que dans sa tête ! Alors, les filles, rondes, maigres, grandes ou petites, assumez-vous, et si effectivement vos rondeurs vous gâchent la vie, dansez, nagez, boxez, roucoulez et soyez heureuses de vivre !

- Enfin, pour clore en beauté cette routine matinale, **lisez à voix haute le petit mémo** ci-dessous que vous aurez préalablement découpé et accroché telle une œuvre d'art au-dessus de votre brosse à dents :

Je m'aime, je t'aime, je nous aime, j'aime.

J'accède de plus en plus facilement à cette source d'amour infini en moi. J'y puise ma force et je laisse tout cet amour jaillir à l'intérieur de moi et tout autour de moi.

J'ouvre mon cœur.

Je suis la joie, je suis l'amour, je suis la paix.

Ainsi, je rayonne et je me rapproche de qui je suis.

Je vais passer une merveilleuse journée ! Merci !

Je m'autorise à m'aimer chaque jour davantage car je suis parfaite telle que je suis.

- Et tous les soirs, notez les moments que vous avez aimés pendant votre journée, même (et surtout) les petits instants de bonheur, il y en a forcément ! Une belle lumière sur une façade, un café avec un ami, le sourire d'un passant, un échange sympa, etc.

Jour 1

La *Love Box*

Et c'est parti pour trois semaines ! On va le muscler cet amour de soi !

Une nana extraordinaire vit dans un endroit extraordinaire. Vous allez commencer par choisir dans votre maison/appart/yourte un coin pour y dresser un mini-autel de l'Amour de soi ! Pourquoi ? Parce que vous êtes une déesse et que vous le méritez !

Allez-y, faites le tour de votre cocon pour dénicher le recoin idéal. Dès que vous avez trouvé *le* spot, rangez tout ce qui s'y trouve (profitez-en pour trier, donner, customiser ou jeter tout ce dont vous n'avez plus besoin). Ranger sa maison, c'est un peu ranger sa tête ! Ensuite, placez une petite table, un plateau et posez-y une boîte (ou faites un *do-it yourself* avec une jolie boîte en carton) et écrivez dessus « *Love Box* ».

Prenez un bloc-notes et, avec votre plus beau stylo et avec enthousiasme, inscrivez : « Dès aujourd'hui, je décide de m'aimer chaque jour davantage ! » Puis rangez ce papier dans votre nouvelle *Love Box*.

Vous pourrez, quand vous le souhaitez, rajouter sur votre autel des bougies, des touches de couleur, des objets représentant l'amour, la joie ou l'harmonie, de l'encens...

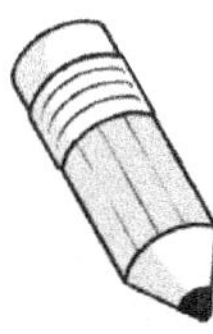

Avant de dormir, pensez à noter les moments que vous avez aimés dans votre journée, et glissez le papier dans votre *Love Box* :

Aujourd'hui, j'ai aimé

Aujourd'hui, j'ai aimé

Aujourd'hui, j'ai aimé

Jour 2

Nouveau chemin

Aujourd'hui, vous allez prendre les chemins de traverse. Partez tôt avant d'aller au bureau ou réservez-vous du temps pour vous en fin de journée (si ce n'est pas possible compte tenu de votre charge de travail, prévoyez cet exercice le week-end qui suit). Prévoyez entre une heure et une journée pour les plus téméraires (et profitez-en pour faire une Digital Detox par la même occasion !).

Commencez par marcher sans but précis, laissez-vous guider par votre intuition, vos envies du moment. Vous stoppez à un feu rouge, que ressentez-vous ? Mieux vaut tourner à gauche ? Aller tout droit ? À droite ? Continuez ainsi votre chemin ou, si vous le souhaitez, asseyez-vous sur un banc pour admirer un arbre, une fleur, et reprenez votre chemin. Vous verrez que vous allez tomber « par hasard » sur un cours de calligraphie que vous vouliez tester ou encore sur une personne que vous n'avez pas vue depuis longtemps ou encore sur cette petite veste rouge qui vous va comme un gant. Si rien de particulier n'arrive, vous aurez pris le temps de vous reconnecter à vous-même, de découvrir de nouveaux endroits et de nouveaux chemins.

Pensez à ramener un objet symbolique qui vous rappellera cette aventure. Un grigri à un euro, une plume ou un caillou trouvé par terre et vous le déposerez dans votre *Love Box* en rentrant chez vous.

Le soir, notez ce que vous avez vu, ressenti, appris, découvert.

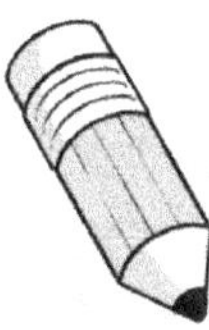

Avant de dormir, pensez à noter les moments que vous avez aimés dans votre journée, et glissez le papier dans votre *Love Box* :

Aujourd'hui, j'ai aimé ....

....

....

Aujourd'hui, j'ai aimé ....

....

....

Aujourd'hui, j'ai aimé ....

....

....

Jour 3

Let's dance !

Votre mission du jour est de trouver une chanson que vous aimiez lorsque vous étiez adolescente, et de danser la musique à fond dans votre salon (pour les Parisiennes dont la fenêtre donne directement sur les toilettes du voisin pervers, vous pouvez bien entendu fermer les stores).

Détachez vos cheveux, servez-vous de votre brosse en guise de micro et donnez tout ce que vous avez ! Allez les *girls*, on se déhanche comme des folles ! Oui, vous êtes la réincarnation de Beyoncé !

Qu'avez-vous ressenti en écoutant cette chanson ?

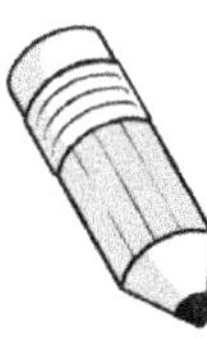

Avant de dormir, pensez à noter les moments que vous avez aimés dans votre journée, et glissez le papier dans votre *Love Box* :

Aujourd'hui, j'ai aimé

Aujourd'hui, j'ai aimé

Aujourd'hui, j'ai aimé

Cueillez dès aujourd'hui
les roses de la vie

Aujourd'hui, vous allez vous offrir des fleurs. Filez chez le fleuriste et composez-vous un magnifique bouquet coloré. Prenez même une petite carte et notez-y une dédicace juste pour vous. « Avec tout mon amour », « Tu mérites le meilleur ma belle ! », « À une nana extraordinaire »... écrivez ce que vous voulez, lâchez-vous ! Quelles fleurs pour quelles symboliques ?

* Les fleurs blanches : la pureté et l'élégance.
* Les fleurs jaunes : la gloire, le succès, la joie.
* Les fleurs roses : la jeunesse, la douceur, l'amitié.
* Les fleurs violettes : la paix, la douceur, la spiritualité, la générosité.
* Les fleurs vertes : l'espoir, la joie, l'optimisme.
* Les fleurs rouges : la passion, l'amour, l'ambition.

En rentrant, après avoir trouvé un beau vase pour vos fleurs, placez votre carte dédicacée sur votre autel ou mettez-la dans votre *Love Box*.

On peut aussi imaginer que vous vous commandiez un beau bouquet par Internet et que vous le fassiez livrer chez vous ou à votre bureau. Petit effet garanti !

NB : si vous êtes parisienne, je vous conseille mes super fleuristes de « Vert vous », rue Caulaincourt.

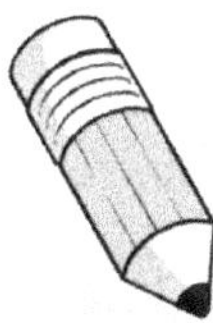

Aujourd'hui, j'ai aimé

Aujourd'hui, j'ai aimé

Aujourd'hui, j'ai aimé

Jour 5

I love myself !

La mission du jour ne sera peut-être pas aisée pour certaines d'entre vous, mais vous verrez qu'avec un peu d'entraînement, cela se révélera de plus en plus simple.

Durant toute la journée, dès que vous croiserez un miroir ou que vous verrez votre reflet dans une vitre ou ailleurs, souriez-vous et dites-vous « Je suis une nana fabuleuse ! » (ou pensez-le très fort si vous n'êtes pas seule).

Je compte sur vous !

À vos notes ! Est-ce que cet exercice a été plus facile en fin de journée ? Y avez-vous pris du plaisir ? Si ce n'est pas encore le cas, continuez jusqu'à ce que cela devienne simple et naturel car vous saurez au plus profond de vous que *oui, vous êtes une nana extraordinaire !*

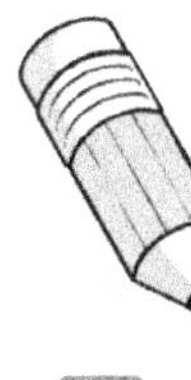

Aujourd'hui, j'ai aimé

Aujourd'hui, j'ai aimé

Aujourd'hui, j'ai aimé

Jour 6

Happy face

Votre mission si vous l'acceptez… (non, je blague, c'est un ordre !) est de sourire à *au moins* quatre inconnus dans la journée (vous éviterez tout de même le sosie de Guy Georges, le pickpocket qui vous aura déjà piqué votre téléphone avant de vous avoir rendu votre sourire, et les messieurs qui tiennent une Kalachnikov en bandoulière).

Donc, dès que vous partez de chez vous, levez la tête, avancez en souriant et osez croiser le regard des inconnus, ces gens qui comme vous n'attendent qu'une chose : un peu de bienveillance, d'amour et d'humanité retrouvée. Vous vous rendrez vite compte que plus vous adopterez une posture souriante dans votre vie, plus la vie deviendra simple et joyeuse.

Le soir, après avoir souri à toutes ces belles personnes, vous noterez ce que cela a engendré en vous. Vous pourrez ajouter vos notes à la *Love Box*.

Ces personnes vous ont-elles souri en retour ? J'en suis certaine. Certaines vous ont-elles parlé ? Avez-vous vécu des expériences cocasses ?

Alors dès maintenant, souriez ! Faites-le vraiment. Fermez les yeux, tenez-vous droite, prenez une bonne respiration et *souriez*. Ne ressentez-vous pas des picotements, comme une ouverture au niveau du cœur ? N'avez-vous pas envie de donner de l'amour ? Ne vous sentez-vous pas soudainement plus heureuse ? Ne ressentez-vous pas davantage de joie ?

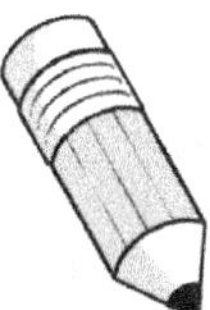

Aujourd'hui, j'ai aimé

Aujourd'hui, j'ai aimé

Aujourd'hui, j'ai aimé

Flash-back

Bonjour chère amie !

Aujourd'hui, vous allez dessiner un tableau et notez dix ou quinze choses que vous aim(i)ez faire même si cela fait des décennies que vous ne les avez pas expérimentées. Puis, à côté de chaque activité, écrivez depuis quand vous ne l'avez pas exercée.

Monter à cheval	1 an
Me faire masser	2 semaines
Manger des bonbons au cinéma	15 ans
« Emprunter » des nains de jardin	25 ans
Lire un livre sur un banc au soleil	6 mois
Faire du patin à roulettes	20 ans
Monter sur un scooter	10 ans
Marcher dans la forêt	1 mois
Etc.	Etc.

De la même manière, vous allez également noter cinq ou dix choses que vous aimeriez faire (c'est parti pour les cours de calligraphie japonaise, le curling, le saut à l'élastique, tricoter des bonnets péruviens, faire des meubles en palettes, prendre des cours d'araméen ou de hula-hoop – je vais chez Hoopera...).

Travaux pratiques : vous l'aurez compris, vous allez piocher trois activités mentionnées et les mettre en pratique dans les jours qui viennent. Vous pouvez ensuite ranger le tableau dans votre *Love Box* afin de pouvoir vous lancer dans d'autres réjouissances plus tard.

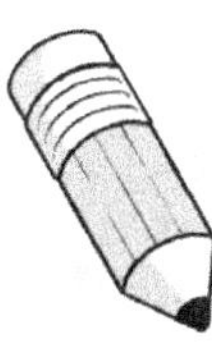

Aujourd'hui, j'ai aimé

Aujourd'hui, j'ai aimé

Aujourd'hui, j'ai aimé

Jour 8

Gratitude attitude

Nous avons souvent du mal à être bienveillante avec nous-mêmes et à nous autocongratuler. Cependant, apprenez à le faire, devenez votre meilleure amie, votre alliée. Les foudres ne vous tomberont pas sur la tête, vous ne serez pas taxée d'égocentrisme, bien au contraire. Dès que vous aurez perçu toutes ces belles qualités qui font votre essence, dès que vous aurez intégré le fait que vous êtes responsable à 100 % de tout ce qui vous arrive, que vous êtes la cocréatrice de votre vie, alors les portes du « tout est possible » s'ouvriront à vous.

Dès maintenant, respirez un grand coup et faites l'expérience de la gratitude. Remerciez la vie, l'univers, Dieu, vos anges gardiens, votre boss, vos parents, vos amis pour tout ce que vous êtes, pour toutes les belles choses qui se passent dans votre vie. Plus vous allez focaliser votre attention sur le positif, sur les jolies choses du quotidien, plus cela va grossir dans votre vie.

À vos stylos !

Merci car je suis

Merci car j'ai

Merci car je fais

Vous pourrez ensuite ajouter votre prose dans la *Love Box*.

Aujourd'hui j'ai aimé

Aujourd'hui j'ai aimé

Aujourd'hui j'ai aimé

Jour 9

C'est moi qui l'ai fait !

Lorsque vous êtes en proie à une petite baisse de régime, vous avez souvent tendance à oublier toutes les belles choses que vous avez faites, tout ce que vous savez faire, tout le beau chemin parcouru. Aussi, je vais vous demander aujourd'hui de faire la liste de tout ce que vous avez déjà fait dans votre vie, de tout ce que vous savez faire, de tout ce que vous avez réussi à atteindre... Et il y a forcément beaucoup de choses !

Soyez bienveillante avec vous-même et notez tout ce qui vous passe par la tête, il n'y a pas de « petites » choses. Tout a un sens. Vous pouvez aussi piocher des éléments dans votre enfance et votre adolescence.

Vous pourrez ensuite mettre cette liste dans votre *Love Box* et la relire dès qu'un petit coup de mou se fait sentir.

C'est à vous ! À votre liste... en avant toutes, notez au moins 50 choses que vous avez réussies (même les « petites »).

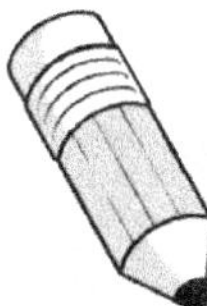

Avant de dormir, pensez à noter les moments que vous avez aimés dans votre journée, et glissez le papier dans votre *Love Box* :

Aujourd'hui, j'ai aimé

Aujourd'hui, j'ai aimé

Aujourd'hui, j'ai aimé

Stop au *boycott* !

Bonjour, bonjour !

Hop, hop, hop ! On se réveille et on s'étire après avoir fait le rituel du *Happy Morning*. Pendant toute la journée, vous allez stopper le *boycott* de vous-même ! Dès que vous commencerez à vous dénigrer, faites une petite croix sur votre cahier ou sur votre bras, respirez plusieurs fois lentement et profondément, souriez et répétez-vous « Je m'aime et je m'accepte comme je suis ».

Vous noterez ce soir combien de fois vous avez dû faire cet exercice et comment vous vous êtes sentie après avoir répété ces phrases.

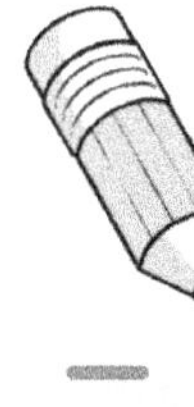

Avant de dormir, pensez à noter les moments que vous avez aimés dans votre journée, et glissez le papier dans votre *Love Box* :

Aujourd'hui, j'ai aimé

Aujourd'hui, j'ai aimé

Aujourd'hui, j'ai aimé

Jour 11

Pause bien méritée !

Aujourd'hui, offrez-vous *votre* journée idéale. Faites ce que vous voulez toute la journée ! Seule contrainte : pas d'ordi, pas d'Internet, pas de télé... L'occasion de vous lancer dans les travaux manuels...

8 1   2   1   2   1

7   2

                                      3   4   3   4

              3   5   5

6

5   4

                                      6   6

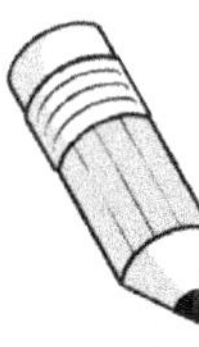

Avant de dormir, pensez à noter les moments que vous avez ai-més dans votre journée, et glissez le papier dans votre *Love Box* :

Aujourd'hui, j'ai aimé

Aujourd'hui, j'ai aimé

Aujourd'hui, j'ai aimé

Jour 12

Pretty woman

La véritable beauté est intérieure... *Oui !* Mais bizarrement, on la ressent encore plus quand on se plaît à l'extérieur.

Alors aujourd'hui les *girls*, vous allez vous pomponner davantage. Au choix, vous pouvez :

- vous offrir des dessous sexy ;
- vous habiller encore mieux que d'habitude ;
- vous maquiller un peu si vous n'êtes pas habituée à cela (petite astuce, allez-vous faire maquiller gratuitement dans une grande enseigne de vente de cosmétiques qui commence par un S et se termine par un PHORA par exemple, sinon chez Mademoiselle Bio) ;
- faites-vous un masque, un gommage ;
- allez-vous faire masser, coiffer ;
- ou mixez plusieurs des propositions...

Et maintenant que vous êtes (encore) plus belle, sortez avec des amis ou allez au boulot avec vos nouveaux habits... Sentez-vous belle, tenez-vous droite, ayez l'impression que vous allez conquérir le monde (car c'est le cas)... Et profitez ! Vous êtes rayonnante !

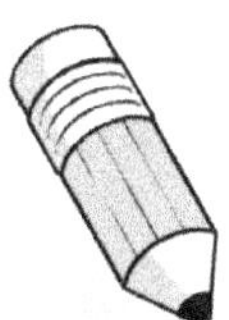

Avant de dormir, pensez à noter les moments que vous avez aimés dans votre journée, et glissez le papier dans votre *Love Box* :

Aujourd'hui, j'ai aimé

Aujourd'hui, j'ai aimé

Aujourd'hui, j'ai aimé

C'est génial ce que vous faites !

Recevoir de l'amour, de l'attention, de la tendresse, c'est magnifique et ça fait plaisir. Mais c'est lorsque l'on donne sans attendre quoi que ce soit en retour que l'on ressent le plus l'Amour. Car donner ne nous vide de rien, au contraire, cela nous remplit.

Nulle joie plus forte que le don.

Alors aujourd'hui, vous allez tester cela de manière très simple. Appelez ou envoyez un mail *sincère* à au moins cinq personnes que vous connaissez de près ou de loin et dont vous admirez le parcours ou tout simplement la manière d'être, pour leur dire tout le bien que vous pensez d'elles.

N.B. : on évite tout de même :

* le mail larmoyant à son ex... (« Reprends-moi Gérard, t'es un mec top, je regrette... ») ;
* le coup de téléphone au boss qui a tendance à se taper tout ce qui bouge ;
* la lettre au fan-club de Bradley Cooper (même si Bradley... *je t'aimmmmeeeee*, avec ou sans Häagen-Dazs !).

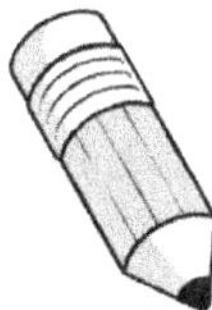

Avant de dormir, pensez à noter les moments que vous avez aimés dans votre journée, et glissez le papier dans votre *Love Box* :

Aujourd'hui, j'ai aimé ....

....

....

....

Aujourd'hui, j'ai aimé ....

....

....

....

Aujourd'hui, j'ai aimé ....

....

....

....

Jour 14

Dieu m'a donné la foi
(vas-y Ophélaï !)

Le soleil vient de se lever ! (S'il pleut, sachez qu'au-dessus des nuages, il y a un beau ciel bleu quand même). Aujourd'hui, vous allez vous balader et demander aux anges, à l'univers, à votre grand-mère disparue ou ce en quoi vous croyez de vous guider toute la journée vers l'amour, la joie ou la beauté. Vous pouvez aussi leur poser une question précise et vous laisser guider en suivant des signes, vos ressentis, votre intuition. Vous pouvez être sûre qu'*Ils* vous guideront vers la réponse que vous attendez.

Et, de la même manière que lors de votre dernière balade, ramenez un objet symbolique que vous mettrez dans la *Love Box*.

En rentrant, notez toutes les « coïncidences », les synchronicités, les signes que vous aurez reçus.

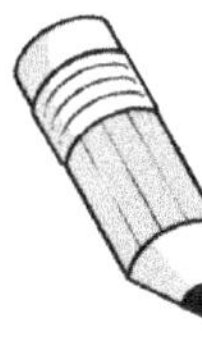

Avant de dormir, pensez à noter les moments que vous avez aimés dans votre journée, et glissez le papier dans votre *Love Box* :

Aujourd'hui, j'ai aimé

Aujourd'hui, j'ai aimé

Aujourd'hui, j'ai aimé

Jeux de mains, jeux très très bien

Aujourd'hui, vous allez vous transformer en Picasso. Je vais vous demander de faire un dessin, une peinture, une sculpture, un collage, une pâtisserie ou la création de votre choix sur l'amour de soi… Vous pouvez aussi y ajouter toutes les choses que vous aimeriez avoir et être, toutes les choses dont vous rêvez. Rajoutez ce que vous voulez, mais une seule contrainte : cela doit vous plaire et vous faire du bien ! Quand celle-ci sera terminée, vous pourrez la faire trôner dans votre salon, sur votre autel ou la ranger dans votre *Love Box* (si elle rentre…).

Ce qui me ferait vraiment *super* plaisir serait que vous me l'envoyiez ensuite en photo par mail à ladymontmartre@gmail.com !

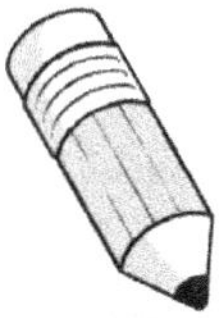

Avant de dormir, pensez à noter les moments que vous avez aimés dans votre journée, et glissez le papier dans votre *Love Box* :

Aujourd'hui, j'ai aimé

Aujourd'hui, j'ai aimé

Aujourd'hui, j'ai aimé

Jour 16

Voyage, voyage

Bonjour mes déesses ! Le challenge du jour est le suivant : vous allez boire un verre seule dans un endroit sympa pour simplement profiter du moment. *Et souriez !*

Mais avant cela, achetez ou fabriquez deux belles cartes et quand vous serez au café, écrivez-vous un beau message, faites-vous un compliment, notez les progrès accomplis et écrivez la deuxième carte à quelqu'un que vous aimez (famille, amis, amour...) pour lui dire tout le bien que vous pensez de lui, d'elle... Puis allez à la Poste et postez-les (dont votre première carte à votre adresse) ! Quand vous la recevrez, vous pourrez garnir à nouveau votre *Love Box*.

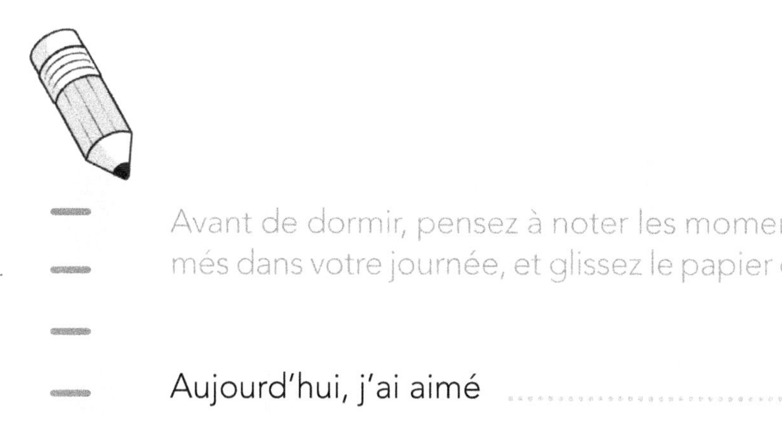

Avant de dormir, pensez à noter les moments que vous avez aimés dans votre journée, et glissez le papier dans votre *Love Box* :

Aujourd'hui, j'ai aimé

Aujourd'hui, j'ai aimé

Aujourd'hui, j'ai aimé

T'es au top Huguette !

Nouvelle journée, nouvelle mission. Aujourd'hui, vous allez dresser la liste de vos qualités (mettez-en au moins quinze !). Si besoin, n'hésitez pas à demander à votre entourage de vous aider. Cela fait toujours plaisir de recevoir des jolis messages. C'est à vous !

Vous pourrez ajouter toutes ces belles qualités à la *Love Box* (qui commence à bien se remplir !).

1. ....
2. ....
3. ....
4. ....
5. ....
6. ....
7. ....
8. ....
9. ....
10. ....

11. ....
12. ....
13. ....
14. ....
15. ....
16. ....
17. ....
18. ....
19. ....
20. ....

Avant de dormir, pensez à noter les moments que vous avez aimés dans votre journée, et glissez le papier dans votre *Love Box*:

Aujourd'hui, j'ai aimé

Aujourd'hui, j'ai aimé

Aujourd'hui, j'ai aimé

Jour 18

Don de soi

Plus on s'aime, plus on rayonne.

Plus on rayonne, plus on sème.

Plus on sème d'amour, plus on s'aime.

Aujourd'hui, vous allez faire quelque chose d'encore plus important que les jours précédents. Je vais vous demander de faire quelques heures de bénévolat. Vous pouvez dès à présent lister les causes qui vous tiennent particulièrement à cœur. Ce sera peut-être l'occasion de donner des cours de soutien scolaire à des jeunes en difficulté, de rompre la solitude de personnes âgées, de prêter vos bras pour faire un chantier participatif en agriculture urbaine ou vos neurones pour aider des boîtes dans l'économie sociale et solidaire (*via* des plateformes comme www.makesense.org, www.benenova.fr ou encore fullmobs.org, plateformes de *crowdtiming* où, à la place de donner des sous, vous offrez de votre temps sur des mobilisations citoyennes, du bénévolat ou des chantiers participatifs). Quoi qu'il en soit, aujourd'hui, renseignez-vous sur les options possibles et inscrivez-vous à une première session.

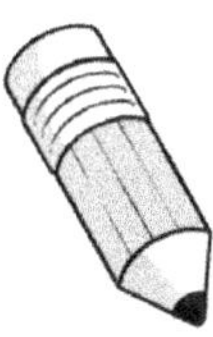

Avant de dormir, pensez à noter les moments que vous avez aimés dans votre journée, et glissez le papier dans votre *Love Box* :

Aujourd'hui, j'ai aimé ....

....

....

Aujourd'hui, j'ai aimé ....

....

....

Aujourd'hui, j'ai aimé ....

....

....

Jour 19

I am what I am

Aujourd'hui, je note toutes les choses fabuleuses que j'ai la chance d'avoir ou d'être. Et ne me dites pas que vous n'avez aucune chance, que vous n'avez rien car vous avez forcément beaucoup de choses pour vous. Alors maintenant, rajoutez une liste de vingt éléments au minimum (vous pouvez en ajouter beaucoup mais mettez-en au moins vingt).

Par exemple :

- *Merci, j'ai la chance d'être en vie.*
- *Merci, j'ai la chance de savoir apprécier la beauté de la nature.*
- *Merci, j'ai la chance d'avoir un corps qui me porte.*
- *Merci, j'ai la chance de savoir lire et écrire ou de jouer du piano.*
- *Merci, j'ai la chance d'avoir une super qualité de cheveux.*
- *Merci, j'ai la chance de vivre dans tel ou tel endroit.*
- *Merci, j'ai la chance d'avoir deux enfants.*
- *Merci, j'ai la chance d'être mariée. (Ou « la chance d'être célibataire », tout est une question de point de vue.)*
- *Etc.*

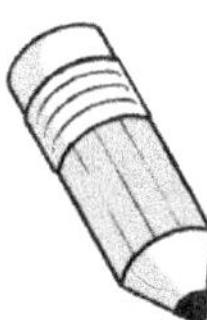

Avant de dormir, pensez à noter les moments que vous avez aimés dans votre journée, et glissez le papier dans votre *Love Box* :

Aujourd'hui, j'ai aimé ....

....

....

....

Aujourd'hui, j'ai aimé ....

....

....

....

Aujourd'hui, j'ai aimé ....

....

....

....

Jour 20

Libérée, délivrée !

Mesdames, mesdemoiselles, réveillez la déesse en vous !

Pour ce dernier exercice, vous allez répondre aux questions suivantes :

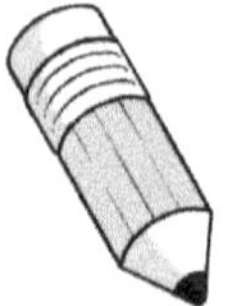

Je m'aime car

Je m'aime car

Je m'aime car

Je m'aime même si

Je m'aime même quand

Je m'aime et...

Je m'aime encore plus quand je fais

Et hop, dans la *Love Box* ! Je vous souhaite tout l'amour du monde.

Certificat de l'amour de soi

Bravo à vous ! Vous avez intégré le fait que l'amour vient d'abord de vous-même. Vous êtes la première personne à aimer et surtout la seule qui soit capable de vous donner tout l'amour dont vous avez besoin. Vous avez atteint l'état de *nana extraordinaire*, de *déesse* car vous l'êtes !

Tableau du changement

Ça, c'était avant !	→	Maintenant, je suis une déesse
Je suis nulle	→	Je ferai mieux la prochaine fois, mais pour aujourd'hui j'ai fait de mon mieux, et c'est très bien ainsi. Je m'aime et je m'accepte comme je suis
Personne ne m'aime	→	Je m'aime et je suis aimable
Je vais essayer de faire cela	→	Je vais faire cela si c'est bon pour moi sinon je ne le fais pas car rien ne m'y oblige
J'espère que ça va marcher	→	J'attire à moi la réussite
Je n'y arriverai jamais	→	Je vais y arriver et je peux aussi demander de l'aide
Je ne suis pas assez intelligente pour...	→	Je peux apprendre à...
Si j'ai ceci...	→	Quand j'aurai cela...
Je n'aime pas mon corps	→	J'aime mon corps. Il me soutient chaque jour et mon âme l'a choisi. Je lui envoie tout mon amour

Ne laissez plus votre petit moulin intérieur vous maltraiter, vous harceler de messages dévalorisants. Traitez-vous comme si vous étiez votre meilleure amie. Changez les mots que vous employez à propos de vousmême. Vos paroles sont créatrices et vos mots ont leurs propres vibrations, ils vous entourent de leurs énergies. Un « Je suis nulle » va vous envelopper d'une couche énergétique sombre, et plus vous le ressassez, plus vous vous tassez ; votre posture s'affaisse sous le poids du mot. À l'inverse un « Merci » ou « Je m'aime » dégage une énergie joyeuse et bienfaisante. Alors faites (et faites-vous) du bien avec vos mots. Les bons mots font disparaître les maux !

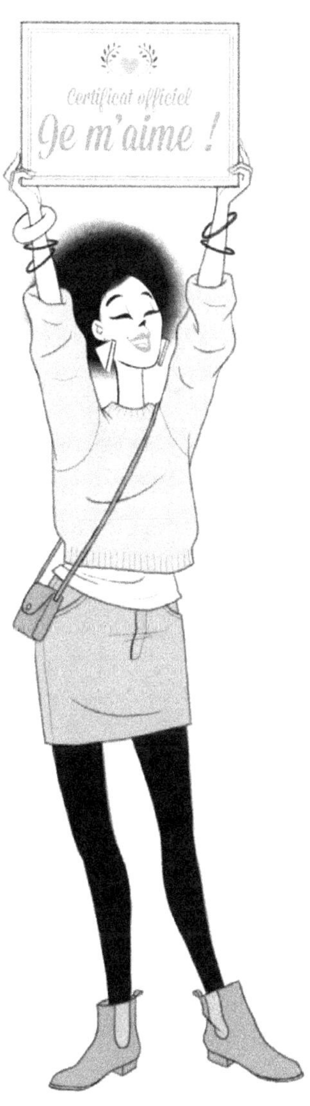

Je vous envoie tout mon amour et vous remets ce certificat de l'Amour de soi. Que vous continuiez à rayonner de tout cet amour pour faire évoluer notre humanité vers davantage d'harmonie, de paix, de bienveillance et de compassion.

Ce soir, vous pourrez poser votre certificat sur votre autel. Gardez votre *Love Box* près de vous pour vous souvenir du chemin parcouru. Vous pourrez y piocher un papier quand vous le souhaitez pour reprendre de la force, vous faire plaisir ou retrouver des idées d'activités à (re)faire.

Diplôme de l'Amour de soi

Remis à __________ car vous êtes une nana extraordinaire !

Vous vous engagez à :

- vous aimer chaque jour davantage,
- prendre soin de vous,
- faire une chose nouvelle par semaine,
- noter chaque jour tout ce que vous avez aimé,
- vous faire un plaisir par jour,
- dire ce que vous ressentez,
- méditer au moins 10 min par jour,
- vous complimenter au moins 5 fois/jour,
- vous masser avec amour tous les jours,
- être bienveillante avec vous-même,
- vous connecter souvent à la nature,
- écouter vos besoins.

Avec tout mon amour,
Lady Montmartre

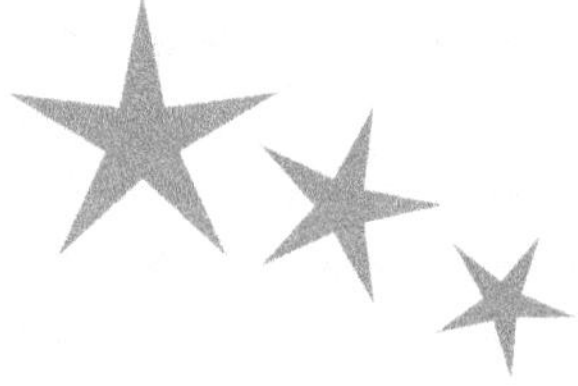

Vous allez bientôt fermer ce livre et je vous souhaite dès maintenant, et chaque jour davantage, de vous aimer profondément, de vous aimer quoi qu'il arrive, de vous aimer même si vous êtes dans un moment de découragement. De vous aimer car vous êtes tout simplement :

une nana extraordinaire
(et tellement plus encore) !

Oui, une nana extraordinaire, merveilleuse et parfois cruche, puissante et parfois feignasse, belle (oui toujours belle même avec quinze kilos de trop et un jogging pourrave), magique, divine, drôle et parfois triste, attachante et attachiante, douce et parfois bourrine, forte et fragile, créatrice et parfois pas du tout inspirée, rassurante et mystérieuse, qui sait faire dix choses à la fois ou au contraire qui s'étale comme un loukoum sur le canapé, attentive et distraite, généreuse et parfois égoïste, authentique et superficielle, naturelle et sophistiquée, solide et parfois ébranlée, gourmande et souvent au régime, aimante et aimée. Vous êtes une femme, vous êtes une super héroïne alors dès maintenant, aimez-vous, surkiffez-vous, regardez-vous dans le miroir et criez haut et fort : « Je suis une déesse ! » *Oh yeah baby ! Yeah !!!*

« Sois le changement que tu veux voir dans le monde. »
Ghandi

Accueillez chacune des parties en vous, aimez autant votre côté *working girl* que vos moments de *loose*, aimez autant votre générosité que les moments où vous êtes contente que vos potes libèrent votre appart après y avoir passé tout le week-end, aimez autant votre altruisme que vos instants de déprime, aimez la radine en vous autant que la nana brillante. Acceptez toutes vos sous-personnalités (les plus nobles et les plus moches), aimez-les toutes car chacune de ces couches fait partie de vous et fait de vous un être entier, un être authentique... une nana extraordinaire !

Quand vous cherchez à cacher un aspect de vous-même, quand vous voulez paraître parfaite, vous devenez justement imparfaite car vous tentez d'annihiler une partie de vous. Vous jouez un rôle qui ne vous convient pas et vous vous épuisez. Vous n'êtes pas ceci ou cela, vous êtes tout à la fois. La perfection, c'est vous dans votre ensemble, ce sont vos qualités ET vos défauts, votre lumière ET vos zones d'ombre. Vous êtes parfaite telle que vous êtes ! Alors dès à présent, aimez-vous, aimez-vous à chaque instant, célébrez-vous, embrassez-vous, embrasez-vous, prenez soin de vous, faites-vous du bien, faites-vous plaisir, faites-vous des cadeaux, des surprises chaque jour.

Ce n'est pas de l'égocentrisme ou du narcissisme, au contraire, voyez-le comme du pur altruisme. Plus vous vous autorisez à vous aimer, à vous connecter au divin en vous, plus vous êtes en mesure d'aimer et d'aider les autres. Et dans les autres, je mets aussi bien les êtres humains, les animaux, les minéraux, les végétaux, notre belle planète, ce fabuleux vaisseau spatial. Car vous êtes beaucoup plus que ce que vous êtes, vous êtes une âme venue faire une expérience terrestre.

Nous avons toutes un rôle à jouer pour contribuer à un plus joli monde et cela se fait d'abord en se changeant soi-même (ou plutôt en changeant la vision que vous avez de vous-même). Autorisez-vous à vous aimer dès maintenant ! Si vous ne le faites pas pour vous, faites-le au moins pour le monde qui vous entoure ! Vous avez tellement à offrir en vous montrant telle que vous êtes, qui que vous soyez et quoi que vous fassiez.

Nous sommes toutes uniques, alors exprimez vos différences ! Réapproprions-nous notre humanité et avançons vers un monde où l'amour, cette puissante énergie, pourra rayonner pleinement. Car l'amour est tout et plus vous serez nombreuses à vous aimer et à ouvrir votre cœur, plus vous contribuerez à faire émerger une humanité plus consciente.

Avancer sur le chemin de l'amour de soi demande de la discipline, c'est comme un muscle que vous voudriez entretenir mais cela en vaut largement la peine. Vous aurez peut-être encore des moments de dénigrement de vous-même mais vous les stopperez de plus en plus vite en basculant vers une pensée plus positive et lumineuse, en vous répétant « Je choisis l'amour car je suis une nana extraordinaire ! » Tout vient de vous, c'est à vous qu'incombe la responsabilité de vous aimer et de créer la vie qui vous convient, personne ne pourra le faire à votre place. Car l'amour (tout comme le bonheur) vient d'abord de l'intérieur et personne ne peut vous l'apporter si ce n'est vous-même. Vous avez le choix à chaque instant entre nourrir la peur ou l'amour, le conflit ou la paix.

L'amour est en vous et tout autour de vous, il est dans le coucher du soleil, dans le sourire de l'enfant que vous croisez, dans le bouquet de fleurs que vous regardez, dans l'instant de bonheur que vous passez avec vos amis. Il est aussi dans la pluie qui nourrit la terre, dans la solidarité pendant des moments tragiques, dans les larmes après un deuil. L'amour est partout, tout le temps, il suffit de vous autoriser à le sentir en vous pour commencer à le voir en tout.

Lancez-vous, dès maintenant, à la conquête de qui vous êtes vraiment. Ne cherchez plus à plaire à qui que ce soit, vous serez toujours meilleure dans ce qui vous met en joie. Alors, foncez, faites ce qui vous plaît, libérez-vous et créez la vie qui vous convient. Elle n'attend que vous !

Vous avez toujours le choix, il n'est jamais trop tard pour croire en soi et apprendre à s'aimer.

Libérez la déesse, faites péter les carcans et envolez-vous vers votre destinée. Une destinée de nana extraordinaire qui s'aime inconditionnellement et qui aime à son tour tous ceux et ce qui l'entourent. Vous êtes pleine d'amour, irradiez-le.

Prenez soin de vous ! Les anges vous accompagnent !

Avec tout mon amour,

Lady Montmartre

The end
Non, le *beginning*!

Les dix commandements pour faire rayonner l'amour!

1. Ta télévision, tu éteindras.

2. Aux voisins, aux inconnus, à tout le monde tu souriras
(Mais Guy Georges, tu éviteras).

3. Les mains dans la terre, tu mettras.

4. La vie dès le matin, tu célébreras.

5. À la marche ou au vélo, tu te mettras.

6. Des mantras tu te répéteras
(« Je m'aime, je m'aime, je m'aime, shanti shanti om
ou chantilly, chantilly humm », clin d'œil à Delphine GRS).

7. Ton aide tu offriras et quand tu en auras besoin tu demanderas.

8. En l'amour, profondément, tu croiras.

9. Ta créativité, dans la joie tu dévoileras.

10. Ton cœur, toujours, tu écouteras.

Lady **Montmartre**

J'ME TROUVE UN MEC *Le bon !*

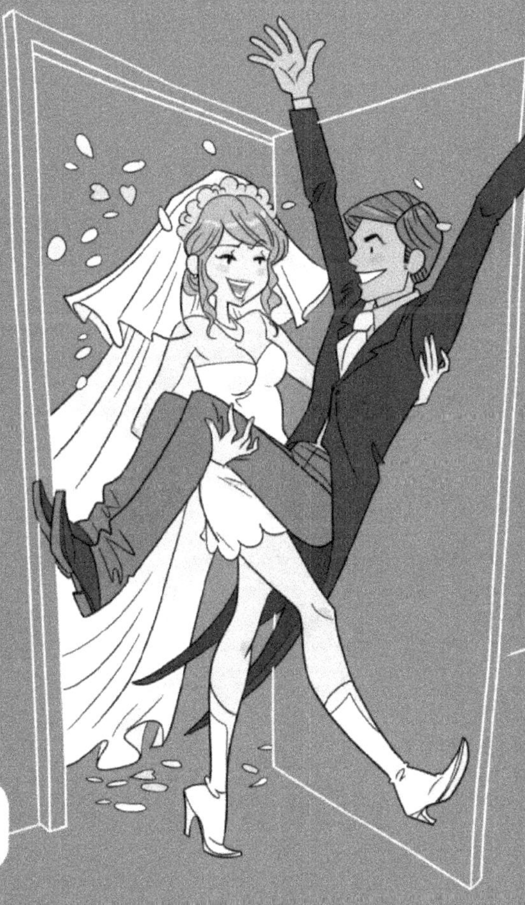

Petit guide
pratique
à l'usage
des célibataires
**qui ne veulent
plus l'être**

EYROLLES

Alexandra **Hubin**

Caroline **Michel**

JE SEXOPOSITIVE !

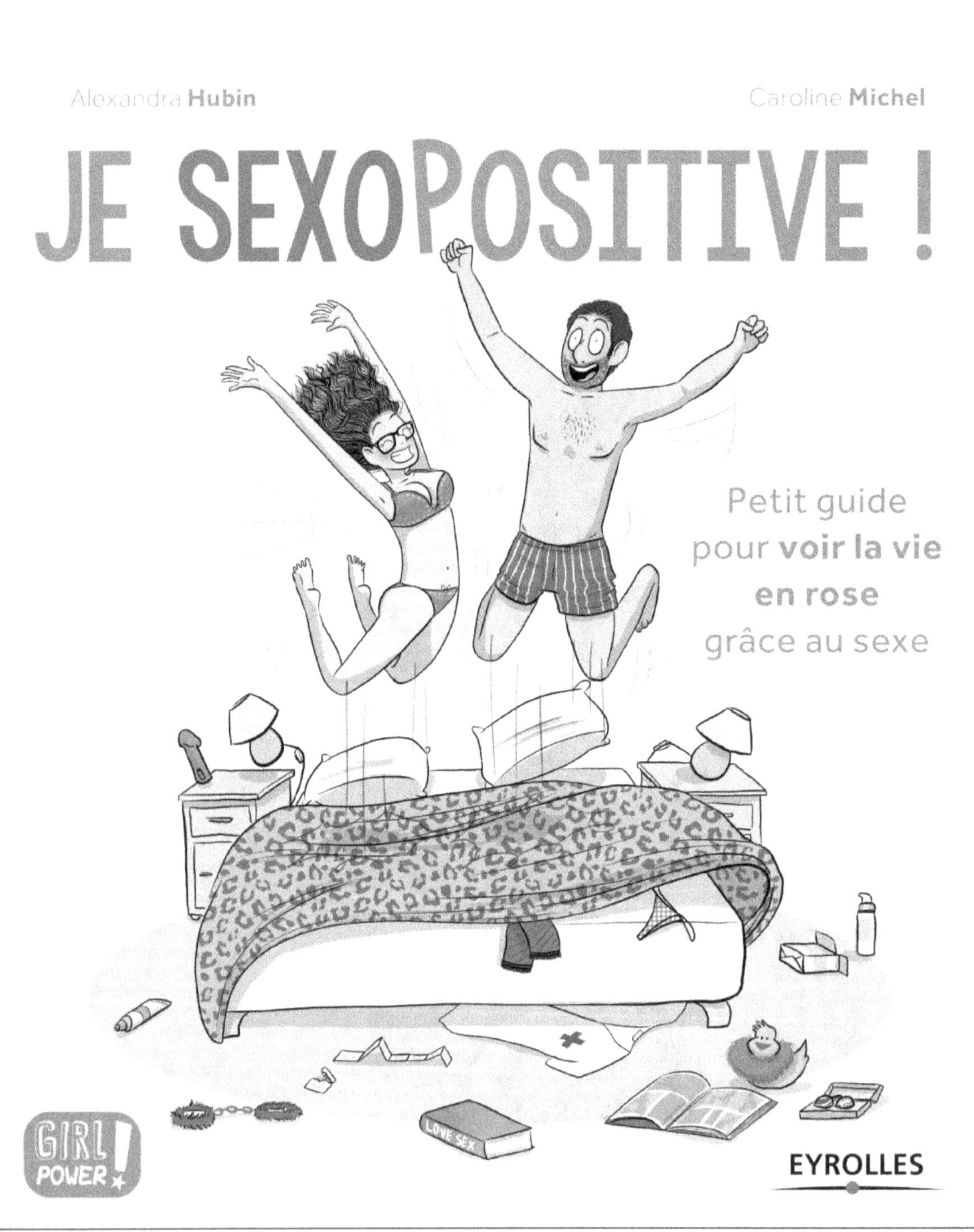

Petit guide
pour **voir la vie
en rose**
grâce au sexe

GIRL
POWER !

EYROLLES

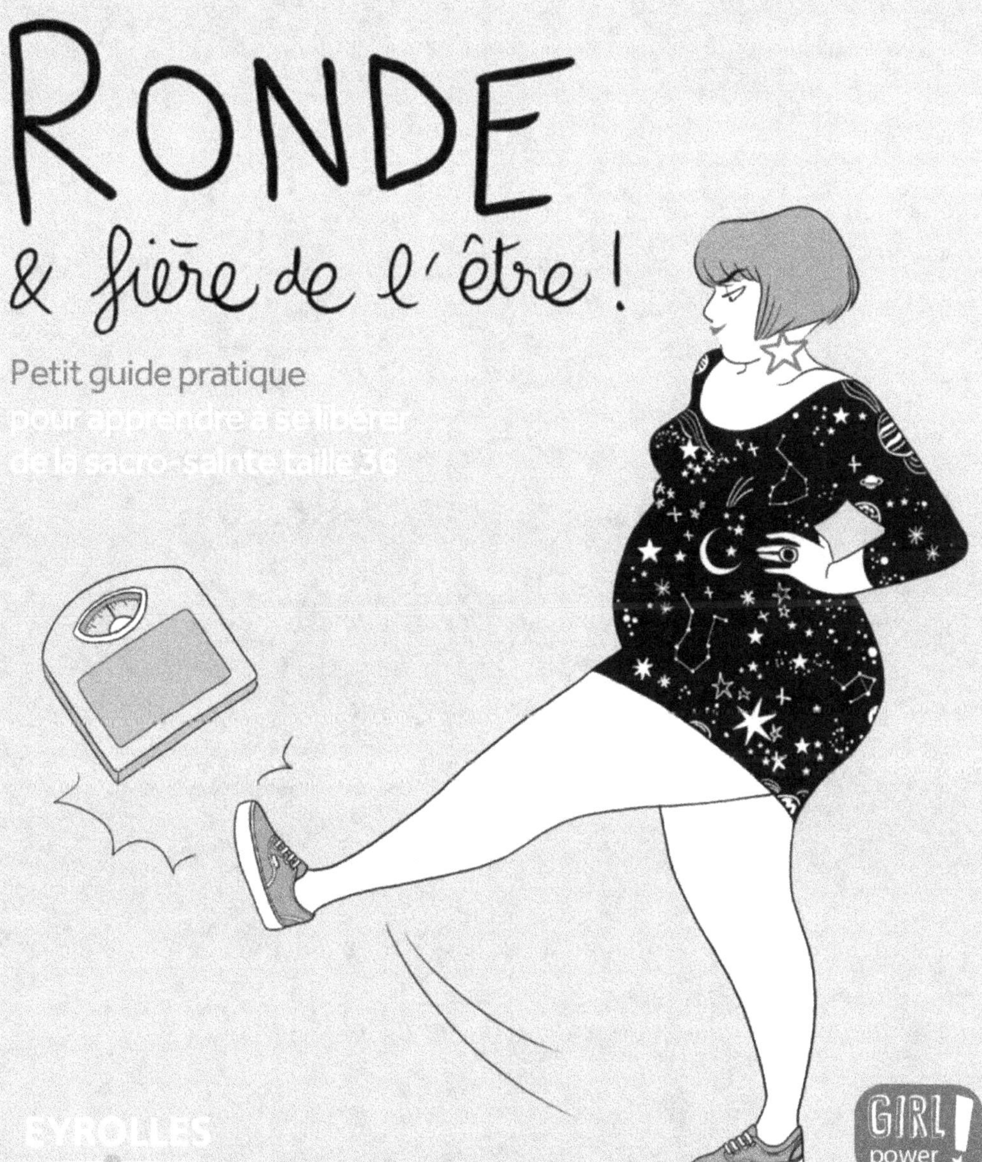

Jeanne Samak
Illustré par Diglee

RONDE
& fière de l'être !

Petit guide pratique
pour apprendre à se libérer
de la sacro-sainte taille 36

EYROLLES

GIRL
power !

Laure Farret

Jessica Hollender

MON PRINCE CHARMANT A DÉJÀ DEUX ENFANTS

Petit guide pratique pour une **famille** recomposée au top

Illustré par
Soledad Bravi

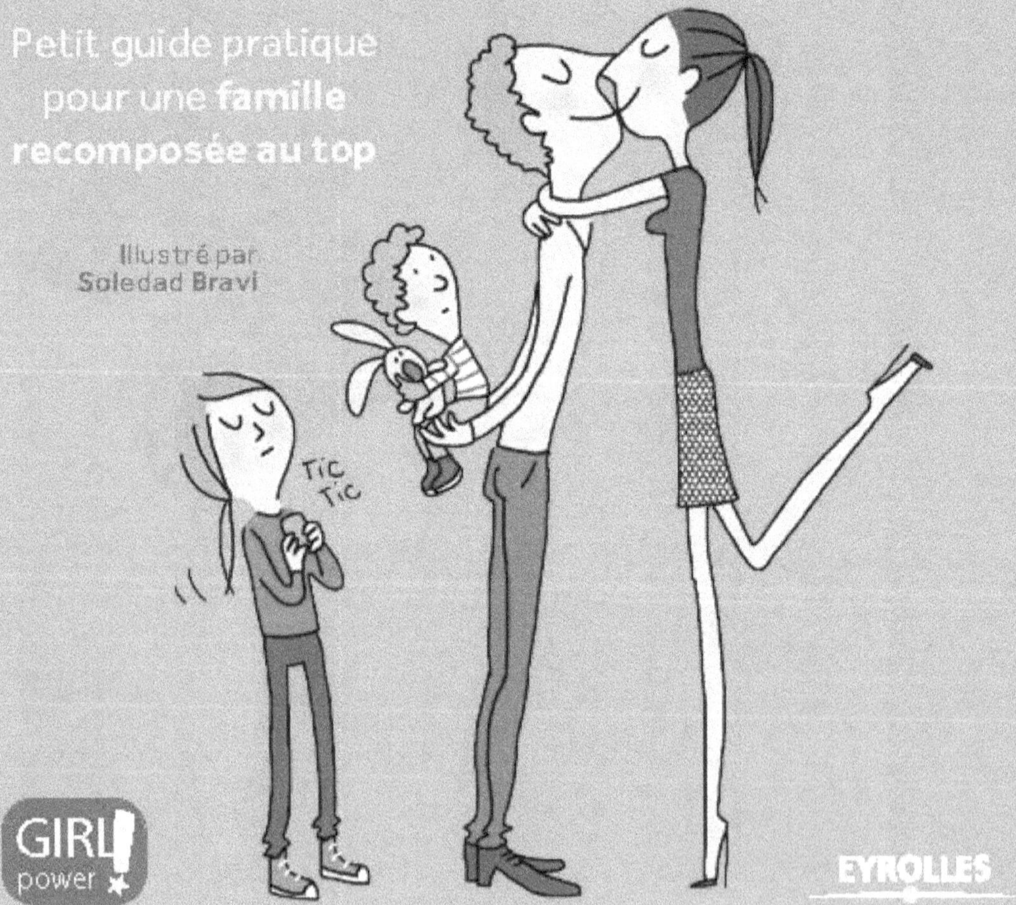

GIRL
power

EYROLLES